Hossain Al Mahmud

Impacto do enxerto MIDCAB na função renal pós-operatória precoce

Hossain Al Mahmud

Impacto do enxerto MIDCAB na função renal pós-operatória precoce

A cirurgia de revascularização miocárdica minimamente invasiva oferece melhor função renal pós-operatória

ScienciaScripts

Imprint
Any brand names and product names mentioned in this book are subject to trademark, brand or patent protection and are trademarks or registered trademarks of their respective holders. The use of brand names, product names, common names, trade names, product descriptions etc. even without a particular marking in this work is in no way to be construed to mean that such names may be regarded as unrestricted in respect of trademark and brand protection legislation and could thus be used by anyone.

Cover image: www.ingimage.com

This book is a translation from the original published under ISBN 978-620-2-19987-2.

Publisher:
Sciencia Scripts
is a trademark of
Dodo Books Indian Ocean Ltd. and OmniScriptum S.R.L publishing group

120 High Road, East Finchley, London, N2 9ED, United Kingdom
Str. Armeneasca 28/1, office 1, Chisinau MD-2012, Republic of Moldova, Europe
Printed at: see last page
ISBN: 978-620-8-06980-3

Conteúdo

Comparação da função renal pós-operatória precoce entre a minitoracotomia esquerda de visão direta minimamente invasiva e a esternotomia mediana padrão em doentes submetidos a cirurgia de revascularização do miocárdio isolada sem circulação extracorporal.

Dr. Hossain Al Mahmud

Universidade deDhaka

Departamento de Cirurgia Cardíaca

National Heart Foundation Hospital and Research Institute (NHFH&RI)

Dhaka, Bangladesh.

2017

Agradecimentos

No início, expresso a minha humilde gratidão a Alá todo-poderoso que me criou e me deu o poder de concluir esta tese durante o meu mandato como estudante da parte final do MS (CTS) do National Heart Foundation Hospital & Research Institute.

Devo a minha sincera gratidão e dívida ao meu respeitado Professor (Dr.) Farooque Ahmed, Professor e Diretor do Departamento de Cirurgia Cardíaca, National Heart Foundation Hospital and Research Institute (NHFH&RI), Dhaka, pela sua orientação especializada e cuidadosa, ajuda sincera, críticas construtivas e sugestões inestimáveis, sem as quais teria sido impossível concluir o meu estudo.

Gostaria de agradecer imensamente aos meus co-orientadores, Dr. Prasanta Kumar Chanda, Professor Associado e Consultor Sénior de Cirurgia Cardíaca, e Dr. Md. Hafizur Rahman, Professor Assistente e Consultor de Cirurgia Cardíaca, National Heart Foundation Hospital and Research Institute, Dhaka, pela sua cooperação total, supervisão constante, críticas construtivas e sugestões valiosas para o estudo.

Gostaria de expressar o meu sincero apreço e gratidão ao Professor (Dr.) Md. Kamrul Hasan, Professor e Diretor do Departamento de Cirurgia Cardíaca, Instituto Nacional de Doenças Cardiovasculares (NICVD), Dhaka, pelo seu apoio e sugestões inspiradoras para o desenvolvimento do conteúdo desta tese. Devo um profundo sentimento de gratidão ao Dr. Md. Kamrul Alam, Professor Associado e Diretor do Departamento de Cirurgia Torácica, Dhaka Medical College Hospital (DMCH), Dhaka, pelo seu grande interesse por mim em todas as fases da minha investigação. As suas inspirações, sugestões oportunas, bondade, entusiasmo e dinamismo permitiram-me concluir a minha tese.

Os meus sinceros agradecimentos e gratidão ao Professor Abu Yousuf Fazle Elahi Chowdhary, Chefe do Comité de Ética e ao Professor Sohel Reza Choudhury, Professor de Epidemiologia, National Heart Foundation Hospital and Research Institute, Dhaka, pela sua cooperação, apoio técnico e sugestões valiosas.

Mohammad Sharifuzzaman, ao Dr. M. Quamrul Islam, ao Dr. S.K. Biswas, ao Dr. A.K.

Shamsuddin, ao Dr. Noel C. Gomes, ao Dr. M.M. Mehedi, ao Dr. D.M.A. Kabir, ao Dr. M.A Gafur e ao Dr. M. Ziaur Rahman pelas suas críticas construtivas e valiosas sugestões para o estudo.

Gostaria de agradecer ao Dr. Tanvir Rahman, que, como bom amigo, esteve sempre disposto a ajudar e a dar as suas melhores sugestões. Expresso o meu sincero agradecimento e gratidão ao Dr. Arif Ahmed Mohiuddin, ao Dr. Shamsul Arif Mohammad Musa, ao Dr. Istiaque Al Manzo e ao Dr. Musfeq-Us-Saleheen khan Ronin pelas suas valiosas sugestões que me ajudaram a realizar este estudo.

Por último, a minha gratidão ficará incompleta se não mencionar o nome da minha mulher Dilara Rashid Pushon e da minha filha Moomtahina Al Noor, que foram a minha companheira constante durante esta longa e muitas vezes dolorosa viagem.

Por último, estou muito grato aos meus pais Md. Muzammel Huq Molla e Noorzahan Huq pela sua extrema paciência e sacrifício durante esta longa viagem.

Dr. Hossain Al mahmud

LISTA DE ABREVIATURAS

- ACT: Activated Clotting Time

- AF: Atrial Fibrillation

- AKI: Acute Kidney Injury

- CABG: Coronary Artery Bypass Graft

- CAD: Coronary Artery Disease

- CCR: Creatinine Clearance Rate

- CPB: Cardiopulmonary Bypass

- CVP: Central Blood Pressure

- DM: Diabetes Mellitus

- DVD: Double Vessel Disease

- ECG: Electrocardiogram

- EF: Ejection Fraction

- ICU : Intensive Care Unit

- KDIGO: Kidney Disease Improving Global Outcomes Criteria

- LAD: Left Anterior Descending

- LIMA: Left Internal Mammary Artery

- LVEF: Left Ventrcular Ejection Fraction

- MICS : Minimally Invasive Cardiac Surgery

- MIDCAB: Minimally Invasive Direct Coronary Artery Bypass

- MS: Median Sternotomy

- NHFH&RI: National Heart Foundation Hospital and Research Institute

- OM: Obtuse Marginal

- OPCAB: Off-Pump Coronary Artery Bypass

- PDA: Posterior Descending Artery

- PEEP: Positive End Expiratory Pressure

- POD: Post Operative Day

- RCA: Right Coronary Artery

- RSVG: Reverse Sephanous Graft Graft

- SD: Standard Deviation

- SPSS: Statistical Package for Social Science

- STS: Society of Thoracic Surgeons

- SVD: Single Vessel Disease

- TVD: Triple Vessel Disease

Resumo

Antecedentes:

A cirurgia de revascularização do miocárdio (CABG) é um procedimento cirúrgico frequentemente efectuado no National Heart Foundation Hospital & Research Institute (NHF&RI), Dhaka, Bangladesh. Em quase todos os casos de cirurgia de revascularização do miocárdio, a técnica de revascularização da artéria coronária sem circulação extracorporal (OPCAB) por esternotomia mediana tem sido a primeira abordagem de escolha. Mas aqui na National Heart Foundation & Research Institute (NHF&RI), Dhaka, Bangladesh, tivemos alguns casos de enxerto de bypass coronário direto minimamente invasivo (MIDCAB) de doença arterial coronária (DAC) de vasos únicos e múltiplos, o procedimento é realizado sem o auxílio de bypass cardiopulmonar. Como na cirurgia MIDCAB, que tem menos permanência na UTI, recuperação mais rápida, menos dor, melhora a função pulmonar, menos infeção pós-operatória, menos uso de antibióticos, pode ter chance de menor disfunção renal pós-operatória do que a técnica de revascularização da artéria coronária sem circulação extracorpórea (OPCAB), nosso objetivo foi comparar a função renal pós-operatória precoce entre esses dois procedimentos.

Métodos:

Tratou-se de um estudo prospetivo observacional de casos comparados com uma população total de estudo de 44 (quarenta e quatro) doentes. Foi aplicada uma amostragem objetiva e conveniente a todos os doentes consecutivos. Os pacientes foram divididos igualmente em dois grupos iguais, sendo que cada grupo era composto por 22 (vinte e dois) pacientes após preencherem os critérios de inscrição. No grupo 1, composto por 22 pacientes, a cirurgia de revascularização do miocárdio foi realizada por minitoracotomia esquerda com visão direta minimamente invasiva e no grupo 2, composto por 22 pacientes, a cirurgia de revascularização do miocárdio foi realizada por esternotomia mediana padrão. Ambos os procedimentos foram realizados sem o auxílio de circulação extracorpórea. As variáveis pré-operatórias, intra-operatórias e pós-operatórias da função renal foram registadas e comparadas entre os grupos com recurso a ferramentas estatísticas adequadas.

Resultados:

O nível médio de creatinina sérica no grupo-1 é de 1,09±0,173 em 1st POD e de 1,09±0,173 em 3rd POD e o nível médio de creatinina sérica no grupo-2 é de 1,24±0,245 em 1st POD e de 1,23±0,244 em 3rd POD, respetivamente. E a diferença entre os dois grupos foi estatisticamente significativa *(valor de p 0,013 e 0,012*, respetivamente). De acordo com os critérios KDIGO, 22,73% dos nossos doentes desenvolveram LRA de fase 1 no grupo-2. Depois disso, começou novamente a diminuir e a aproximar-se do normal em 7th POD e em 30th POD. O nível médio de ureia no sangue no grupo-1 é de 29,52±4,135 em 1st POD e de 33,69±5,678 em 3rd POD e o nível médio de ureia no sangue no grupo-2 é de 35,61±11,523 em 1st POD e de 41,11±9,933 em 3rd POD, respetivamente. E a diferença entre os dois grupos foi estatisticamente significativa *(valor de p 0,024 e 0,004*, respetivamente).

Conclusão:

A disfunção renal pós-operatória precoce é menor na minitoracotomia esquerda sob visão direta em comparação com a esternotomia mediana padrão entre os doentes submetidos a cirurgia de revascularização do miocárdio isolada (CABG).

Capítulo 1 Introdução

1.1 Introdução

A lesão renal aguda (LRA) que requer terapia de substituição renal ocorre em 2-5% dos pacientes após cirurgia cardíaca e está associada a 50% de mortalidade. Para aqueles que recuperam da terapia de substituição renal ou mesmo de uma LRA ligeira, a progressão para doença renal crónica nos meses e anos seguintes é mais provável do que para aqueles que não desenvolvem LRA. Uma vez que a cirurgia cardíaca é bastante comum, tipicamente electiva, proporciona um insulto relativamente padronizado e os doentes permanecem hospitalizados e monitorizados após a cirurgia, estão disponíveis métodos mais eficientes e sensíveis ao tempo para diagnosticar a IRA e reduzir este resultado negativo (O'Neal, et al., 2016).

A cirurgia de bypass da artéria coronária pode ser efectuada de forma menos invasiva. Convencionalmente, esta é efectuada através de uma esternotomia mediana. No entanto, alguns pacientes podem ser adequados para a revascularização cirúrgica através da via minimamente invasiva (Birla, et al., 2015).

O enxerto de bypass coronário direto minimamente invasivo (MIDCAB) tenta alcançar uma revascularização adequada da artéria coronária de uma forma menos invasiva do que o enxerto de bypass coronário sem bomba (OPCAB). Ao contrário da técnica de revascularização convencional sem circulação extracorpórea (OPCAB), que é altamente invasiva devido ao uso de uma grande incisão (esternotomia), a MIDCAB limita a invasividade ao empregar uma pequena incisão (toracotomia) e reduz o risco de complicações como infeção e acidente vascular cerebral. Em comparação com a CRM convencional e o bypass da artéria coronária sem circulação extracorporal (OPCAB) através de uma esternotomia, a MIDCAB pode melhorar a qualidade de vida pós-operatória precoce e o tempo de recuperação, respetivamente (Ling, et al., 2016). A cirurgia MIDCAB resulta numa recuperação mais rápida, menos complicações e menos dor após a cirurgia. A pequena incisão MIDCAB, no entanto, é muito mais satisfatória do ponto de vista estético do que a incisão OPCAB e leva à diminuição da perda de sangue (Vcol, et al., 2003). Assim, a cirurgia MIDCAB, que tem menos permanência na UTI, recuperação mais rápida, menos dor, melhor função pulmonar, menos infeção pós-operatória, menos uso de antibióticos, pode ter chance de menor disfunção renal pós-operatória do que a técnica de revascularização da artéria coronária sem bomba (OPCAB).

O bypass coronário direto minimamente invasivo (MIDCAB) é a abordagem preferida para o tratamento da doença isolada da artéria coronária descendente anterior esquerda (DAE) em alguns centros. No entanto, registámos poucos casos de MIDCAB de doença coronária de vasos únicos e múltiplos no National Heart Foundation & Research Institute (NHF&RI).

Geralmente, são selecionados dois grupos de doentes para MIDCAB. Um grupo é constituído por doentes que pretendem evitar a esternotomia, mas que desejam um benefício duradouro do enxerto, e outro grupo é constituído por doentes que constituem um grupo de alto risco para a esternotomia tradicional, mas que não podem ser submetidos a uma abordagem totalmente percutânea ou a terapêutica médica. Muitos consideram que a qualidade do procedimento MIDCAB só pode ser mantida quando realizado num centro com uma elevada carga de casos, de modo a permitir que os cirurgiões preservem elevados níveis de competências. Holzhey et al. (2007) relataram resultados diferentes entre cirurgiões numa única instituição, sugerindo que o MIDCAB depende da carga de casos e do cirurgião.

Os resultados da CRMID podem depender das indicações cirúrgicas, da seleção dos pacientes submetidos ao procedimento e da experiência técnica do cirurgião. (Mehran, et al., 2016). Estão a decorrer estudos em todo o mundo e seria prudente que os nossos cirurgiões comparassem a função renal pós-operatória precoce entre a minitoracotomia esquerda de visão direta minimamente invasiva e a esternotomia mediana padrão em doentes submetidos a cirurgia de revascularização miocárdica isolada sem bomba para melhor compreender a segurança e a afetividade após estes procedimentos.

1.2 Fundamentação do estudo

A cirurgia de revascularização do miocárdio (CABG) é um procedimento cirúrgico frequentemente efectuado no National Heart Foundation Hospital & Research Institute.

Em quase todos os casos de cirurgia de revascularização do miocárdio, a esternotomia mediana tem sido a primeira abordagem de escolha. A minitoracotomia esquerda sob visão direta para a cirurgia de revascularização do miocárdio não é um procedimento cirúrgico praticado por rotina. Trata-se de um passo inovador para modernizar o espetro da cirurgia cardíaca no nosso país. O crescente entusiasmo dos nossos cirurgiões pela realização de procedimentos minimamente invasivos, bem como a crescente procura de procedimentos menos invasivos por parte dos doentes, resulta na realização de uma cirurgia de revascularização do miocárdio através de diferentes abordagens incisionais. Nestas circunstâncias, as abordagens de minitoracotomia esquerda para a cirurgia de revascularização do miocárdio também são ocasionalmente praticadas no nosso hospital.

A disfunção renal pós-operatória é comum e uma das complicações graves da cirurgia cardíaca. A disfunção ou insuficiência renal ocorre em cerca de 8% de todos os doentes submetidos a revascularização do miocárdio. A sua origem é multifatorial. Embora a técnica de cirurgia de revascularização do miocárdio sem circulação extracorporal (CEC) evite os efeitos adversos induzidos pelo circuito de circulação extracorporal (CEC) na função renal, vários outros factores causam disfunção renal pós-operatória neste grupo de doentes. Para além disso, aproximadamente 1 em cada 6 doentes com disfunção renal necessitará de diálise e dois terços deles não sobreviverão ao internamento. Muitos mais doentes sofrem de lesão renal oculta, subclínica e transitória sem necessitarem de hemodiálise. Apesar dos avanços na técnica cirúrgica e de uma melhor compreensão da fisiopatologia da Lesão Renal Aguda (LRA), a mortalidade e a morbilidade associadas à LRA não sofreram alterações significativas na última década (Maitra, et al., 2009).

Não foi realizado nenhum estudo prospetivo sobre a avaliação da função renal pós-operatória precoce na minitoracotomia esquerda com visão direta minimamente invasiva para cirurgia de revascularização do miocárdio isolada (MIDCAB) em comparação com a cirurgia de revascularização do miocárdio sem circulação extracorporal (OPCAB) por esternotomia mediana no Bangladesh. Assim, o objetivo deste estudo é analisar a função renal pós-operatória precoce na cirurgia de revascularização do miocárdio isolada por minitoracotomia esquerda sob abordagem de visão direta no nosso meio, a fim de descobrir a forma preferida de cirurgia de revascularização do miocárdio.

1.3 Hipótese

A cirurgia de revascularização do miocárdio através de minitoracotomia esquerda sob visão direta tem menos disfunção renal pós-operatória em comparação com a esternotomia mediana padrão.

1.4 Objectivos

Geral:

Avaliar a função renal no pós-operatório precoce em minitoracotomia esquerda sob visão direta e esternotomia mediana padrão nos pacientes submetidos à cirurgia de revascularização do miocárdio (CRM) isolada.

Específico:

Para avaliar o pós-operatório precoce

- Nível de creatinina sérica em ambos os grupos.

- Nível de ureia no sangue em ambos os grupos.

- Nível da taxa de depuração da creatinina (CCR) em ambos os grupos &

- Nível de débito urinário de 24 horas em ambos os grupos.

Capítulo 2 Revisão da literatura

2.1 Bypass Coronário Direto Minimamente Invasivo (MIDCAB)

O bypass coronário direto minimamente invasivo (MIDCAB) é uma abordagem minimamente invasiva à cirurgia convencional de bypass coronário (CABG). A MIDCAB é uma cirurgia de coração a bater, o que significa que não é necessário parar o coração (cardioplegia) e não é necessária uma máquina coração-pulmão.

Ao contrário da técnica de revascularização da artéria coronária sem circulação extracorporal (OPCAB), que requer uma incisão de 10"-12" para separar o esterno (esternotomia), a cirurgia MIDCAB pode ser efectuada através de uma incisão de 3"-5" colocada entre as costelas, ou pode ser feita com várias incisões pequenas.

A cirurgia MIDCAB resulta em menos tempo de internamento na UCI, recuperação mais rápida, menos dor, melhoria da função pulmonar, menos infecções pós-operatórias, menos utilização de antibióticos e a utilização de incisões mais pequenas pode reduzir os riscos de complicações como o acidente vascular cerebral e a insuficiência renal, de modo a que os doentes possam regressar às suas actividades normais em 2 semanas, em vez das 6 a 8 semanas típicas da cirurgia de bypass da artéria coronária sem circulação extracorporal (OPCAB).

A LRA após cirurgia cardíaca é comum, embora na maioria das vezes seja ligeira. O desenvolvimento de qualquer LRA continua a ser um importante fator de previsão de resultados adversos, incluindo a progressão da DRC. Estratégias eficazes de prevenção e tratamento da LRA após cirurgia cardíaca podem estar no horizonte, e a descoberta, validação e adaptação de biomarcadores de lesão do néfron podem acelerar o seu desenvolvimento, bem como encurtar o tempo de diagnóstico.

Por enquanto, os esforços para reduzir a LRA após a cirurgia cardíaca e a sua influência na morbilidade do doente estão confinados a manipulações hemodinâmicas, a uma atenção especial às estratégias de reanimação intravenosa, incluindo a terapia dirigida por objectivos e a administração de fluidos com sal equilibrado, e à identificação e mitigação de factores de risco modificáveis (O'Neal, et al., 2016).

2.2 Lesão renal aguda (LRA):

(KDIGO) Critérios de Melhoria dos Resultados Globais da Doença Renal:

*   Um aumento na creatinina sérica em $\geq$0,3 mg/dl ($\geq$26,5 mol/l) da linha de base dentro de 48 horas após a cirurgia.

*   Um aumento na creatinina sérica para $\geq$1,5 vezes a partir da linha de base dentro de 7 dias após a cirurgia.

*   Uma diminuição na produção de urina abaixo de 0,5 ml/kg/hora durante 6 horas (Khwaja, et al., 2012).

2.3 Estadiamento da LRA (de acordo com os critérios KDIGO):

Estágio	Creatinina sérica	Produção de urina
1	1,5-1,9 vezes a linha de base OU Aumento de $\geq$0,3 mg/dl ($\geq$26,5 μmol/L)	<0,5 ml/kg/h durante 6-12 horas
2	2,0-2,9 vezes a linha de base	<0,5 ml/kg/h durante $\geq$12 horas
3	3,0 vezes a linha de base OU Aumento da creatinina sérica para $\geq$4,0mg/dl ($\geq$353,6 μmol/L) OU Em pacientes <18 anos, diminuição da eGFR para <35 ml/min por 1,73m^2	<0,3 ml/kg/h por $\geq$24 horas OU Anúria por $\geq$12 horas

2.4 Histórico de cirurgia de revascularização do miocárdio (CABG)

A cirurgia de revascularização do miocárdio (CABG) é definida como "cirurgia cardíaca aberta em que uma secção de um vaso sanguíneo é enxertada da aorta para a artéria coronária para contornar a secção bloqueada da artéria coronária e melhorar o fornecimento de sangue ao coração".

A fisiopatologia da doença arterial coronária foi estabelecida em 1876 por Adam

Hammer. [th]No século XIX, a cirurgia cardíaca era efectuada com pouca frequência e com maus resultados. Em 1896, Ludwig Rehn realizou com sucesso uma cirurgia cardíaca reparadora de uma ferida de faca. Em 1910, Alexis Carrel foi o primeiro a descrever a cirurgia de revascularização do miocárdio. A década de 1960 assistiu a grandes avanços na cirurgia das artérias coronárias. A Goetz et al. é atribuída a realização da primeira operação bem sucedida de bypass da artéria coronária humana em 1961. Kolesov realizou a primeira anastomose bem sucedida entre a artéria mamária interna e a artéria coronária em 1964, e Favoloro et al. (1967) relataram o uso da veia safena para restaurar o fluxo sanguíneo da artéria coronária em 171 pacientes. Em 1973, Benetti, Calafiore e Subramian completaram com sucesso anastomoses num coração a bater (Diodato & Chedrawy, 2014).

2.5 Evolução histórica da cirurgia de bypass coronário direto minimamente invasivo

Em 1995, foi introduzido na literatura cirúrgica o procedimento de bypass coronário direto minimamente invasivo (MIDCAB). Os primeiros MIDCABs eram geralmente realizados através de toracotomias anterolaterais e sem CEC, também referidos como bypass coronário sem circulação extracorpórea (OPCAB) (Iribarne, et al., 2011).

2.6 Cirurgia Minimamente Invasiva

A base de dados da Society of Thoracic Surgeons (STS) define a cirurgia cardíaca minimamente invasiva (MICS) como "qualquer procedimento que não seja efectuado com uma esternotomia total e suporte de CEC".

Cada estratégia minimamente invasiva apresenta alternativas para a canulação da CEC, oclusão aórtica e administração de cardioplegia. A cirurgia minimamente invasiva refere-se a uma constelação de técnicas cirúrgicas/tecnologias que minimizam o trauma cirúrgico através de incisões mais pequenas em comparação com uma esternotomia convencional.

2.7 Técnicas de Cirurgia Minimamente Invasiva

Em poucos anos, passámos de simples modificações de técnicas convencionais para operações quase totalmente endoscópicas, utilizando telemanipulação baseada em computador e visão assistida. Embora tenha surgido uma miríade de abordagens, estes procedimentos podem ser melhor classificados utilizando a nomenclatura de Carpentier/Loulmet, que se baseia no tamanho da incisão e nos métodos de visualização.

Classificação de Carpentier-Loulmet dos Graus de Invasividade Cirúrgica:

Nível I

Mini-incisão (10-12 cm)

Visão direta

Nível II

Micro-incisão (4-6 cm)

Assistido por vídeo

Nível III

Incisão micro ou portuária (1-2 cm)

Realização de vídeo

Nível IV

Incisão do porto com instrumentos robóticos

Realização de vídeo

Neste esquema, os níveis de classificação mais elevados denotam tamanhos de incisão mais pequenos e uma maior dependência da tecnologia de assistência visual (Goldstein, et al., 2004).

1. Toracotomia

a. Toracotomia anterior direita, segundo e terceiro espaços intercostais b. Toracotomia anterior direita, quarto e quinto espaços intercostais c. Toracotomia lateral esquerda

d. Toracotomia posterior esquerda

e.   Toracotomia anterolateral esquerda

f.   Toracotomia infra-axilar vertical direita

2. Esternotomia parcial

a.   Incisão paraesternal

b.   Incisão transesternal

c.   Esternotomia superior

d.   Miniesternotomia T

e.   Esternotomia em "T" invertido

f.   Esternotomia superior parcial em forma de "L" invertido

g.   Incisão em L invertido

h.   Incisão em L invertido

i.   "Miniesternotomia em forma de "J

j.   "Miniesternotomia em forma de "V

3. Assistido por vídeo

a. Acesso ao porto

4. Assistido por robô

a.   AESOP 3000 (Computer Motion, Goleta, Califórnia)

b.   Da Vinci (Intuitive Surgical, Inc., Sunnyvale, Califórnia)

c.   Zeus (Computer Motion, Goleta, Califórnia)

2.8 No National Heart Foundation Hospital and Research Institute, a técnica de cirurgia de revascularização do miocárdio minimamente invasiva é a CABG efectuada por minitoracotomia esquerda sob visão direta. Neste instituto, a abordagem atualmente preferida para a cirurgia de revascularização miocárdica minimamente invasiva direta é a incisão de minitoracotomia ântero-lateral através do 4.º espaço intercostal. Esta abordagem proporciona um melhor resultado cosmético com uma visão direta da superfície do coração a partir de uma perspetiva lateral.

2.9 Vantagens da cirurgia de revascularização do miocárdio minimamente invasiva

Ahmed, et al., (2016) fizeram um comentário sobre a prática minimamente invasiva no meio da cirurgia cardíaca, "este tipo de cirurgia pode potencialmente diminuir a dor incisional, minimizar o comprimento incisional, melhorar os resultados cosméticos, diminuir a morbidade, melhorar a recuperação funcional e encurtar a permanência hospitalar". No entanto, estas alternativas minimamente invasivas aos procedimentos cirúrgicos padrão não devem comprometer a qualidade do procedimento nem aumentar a morbilidade e mortalidade operatórias do tratamento cirúrgico padrão. A abordagem da CABG através de uma minitoracotomia esquerda, para além do seu melhor resultado cosmético, demonstrou ter várias vantagens. A perda de sangue é definitivamente menor com esta abordagem, provavelmente devido ao facto de se evitar a esternotomia. A vantagem adicional de erradicar totalmente o risco de infeção esternal profunda. Além disso, a reintervenção cardíaca através de uma esternotomia mediana é muito mais fácil após uma toracotomia esquerda prévia, especialmente após o encerramento completo do pericárdio.

2.10 Desvantagens da cirurgia de revascularização do miocárdio minimamente invasiva

Uma das desvantagens da abordagem por minitoracotomia esquerda é o facto de proporcionar uma curva de aprendizagem para o cirurgião e a equipa poderem realizar o procedimento. Poderão ter de começar a efetuar este procedimento através de uma incisão mais formal e depois reduzir gradualmente o comprimento da cicatriz.

Outra desvantagem é o facto de a técnica ser menos adequada para doentes do sexo feminino obesas com mamas pendulares, uma vez que evita a mobilização excessiva do tecido mamário. Outra desvantagem da abordagem minimamente invasiva inclui a exposição limitada à PDA.

2.11 Minitoracotomia esquerda versus esternotomia mediana: trabalhos recentes

Na última década, foram realizados muitos estudos em todo o mundo sobre os resultados precoces e a longo prazo após uma cirurgia de revascularização miocárdica minimamente invasiva ou uma mini toracotomia esquerda minimamente invasiva sem visão direta. Boyed et al. (1999) mostraram que a CRM sem CEC é segura na população geriátrica e reduz significativamente a morbidade e o custo pós-operatório.

Lapierre, et al., (2011) realizaram pela primeira vez um estudo de correspondência de casos entre 150 pacientes submetidos a minitoracotomia esquerda e 150 pacientes submetidos a esternotomia mediana submetidos a enxerto de bypass de artéria coronária isolado sem bomba e mostraram que 28 precisaram de conversão para bomba e 10 precisaram de conversão para esternotomia tradicional, 4 foram reoperados por sangramento, ,a duração mediana da internação hospitalar foi de 5 dias vs 6 dias, FA de início recente em 35 vs 42 pacientes, nenhuma infeção da ferida foi relatada no grupo MIDCAB, mas 4% do grupo de esternotomia tradicional teve infeção da ferida. McGinn et al. (2009) realizaram um estudo de casos comparados de cirurgia de revascularização do miocárdio através de pequena toracotomia versus abordagem por esternotomia mediana sem bomba. Eles compararam 450 pacientes de cada grupo operados por cirurgiões de dois centros diferentes.

De acordo com Poston, et al, (2008), um estudo multicêntrico sobre os resultados económicos e dos doentes com técnicas minimamente invasivas versus técnicas tradicionais de cirurgia de revascularização do miocárdio sem circulação extracorporal, publicado na edição de outubro de 2008 dos Anais de Cirurgia do Instituto Nacional de Saúde, demonstrou um menor tempo de intubação (4.8±6,35 vs 12,24±6,24 horas), menor tempo de internamento hospitalar (3,77±1,51 vs 6,38±2,23 dias), menor necessidade de transfusão (0,16±0,37 vs 1,37±1,35 unidades) e menor ocorrência de nova fibrilhação auricular (12% vs 20%), menor mortalidade a 30 dias 0% vs 2% por causa cardíaca.

Em 2009, o Instituto do Coração da Universidade de Ottawa (UOHI) relatou a maior série de casos de CRM-MICS, informando sobre a viabilidade e a segurança do procedimento. Posteriormente, em 2010, foi apresentado um estudo de casos comparados, publicado no European Journal Of Cardiothoracic Surgery em 9 de março de 2011, que indicou que os doentes com MICS-CABG podem ir para casa pelo menos 1 dia antes do grupo de esternotomia tradicional e têm menos infeção da ferida, menos enfarte do miocárdio pós-operatório e melhor estabilidade hemodinâmica.

Um artigo online publicado na Medline mostrou um estudo com um total de 125 doentes submetidos a CRMID de junho de 1997 a janeiro de 2002. Aqui, o período médio de intubação foi de 4±2,8 horas, a permanência na UTI foi de 1,3±0,8 dias e a permanência hospitalar pós-operatória foi de 9±4,6, sem nenhuma morte hospitalar, concluindo que a CRMID pode ser realizada com recuperação precoce e morbidade e mortalidade mínimas.

Relativamente à mortalidade, a maioria dos ensaios clínicos demonstrou taxas de mortalidade comparáveis às dos procedimentos convencionais, mas uma morbilidade e custos clínicos mais baixos a favor da abordagem minimamente invasiva (Lichtenberg, et al., 2004).

Capítulo 3 Metodologia

3.1 Desenho do estudo:

Estudo prospetivo observacional de casos comparados.

3.2 Período de estudo:

julho de 2015 a junho de 2017.

3.3 Local de estudo:

O estudo foi realizado no departamento de cirurgia cardíaca do National Heart Foundation Hospital and Research Institute, Mirpur, Dhaka, Bangladesh.

3.4 População do estudo:

O estudo foi efectuado em doentes submetidos a cirurgia de revascularização do miocárdio sem bomba isolada por esternotomia mediana padrão convencional ou abordagem por minitoracotomia esquerda no National Heart Foundation Hospital and Research Institute (NHFH & RI), Mirpur, Dhaka, independentemente da idade e do sexo e que preenchiam os critérios de inclusão e exclusão.

3.5 Técnica de amostragem:

Todos os doentes consecutivos que preenchiam os critérios de inscrição foram incluídos neste estudo a partir da data de inscrição. Foi aplicada uma amostragem objetiva e conveniente a todos os doentes consecutivos.

3.6 Abordagem de questões éticas:

• O estudo foi aprovado pelo comité de revisão ética do National Heart Foundation Hospital and Research Institute (NHFH & RI), Mirpur, Dhaka.

• Todos os pacientes foram informados verbalmente sobre a conceção do estudo, o objetivo do estudo e o direito dos participantes de se retirarem do projeto, em qualquer altura e por qualquer motivo.

• Foi obtido o consentimento escrito de cada participante.

3.7 Seleção de amostras:

Critérios de inclusão:

Foram incluídos no estudo os doentes com as seguintes caraterísticas:

* Os pacientes foram submetidos pela primeira vez a cirurgia de revascularização do miocárdio isolada sem circulação extracorpórea com função renal normal (nível de creatinina sérica <1,4mg/dl).

Critérios de exclusão:

Os doentes com as seguintes caraterísticas foram excluídos do estudo:

* Os pacientes foram submetidos a cirurgia de revascularização do miocárdio.

* Pacientes com cirurgia de urgência.

* Doentes com doença pulmonar aguda ou crónica.

* Doentes com doenças cerebrovasculares.

* Pacientes com PCA curta ou ramo ventricular esquerdo principal curto da ACR.

* Doentes com fibrilhação auricular (FA) pré-existente.

* Doentes com fração de ejeção do ventrículo esquerdo diminuída (<30%).

* Conversão para técnica aberta/esternotomia (no caso de CABG efectuada por minitoracotomia esquerda).

* Doentes com comorbilidades como diabetes mellitus, hipertensão de longa data.

3.8 Tamanho da amostra:

O tamanho da amostra foi calculado usando a diferença da média da variável pós-operatória "Necessidade de transfusão de sangue", em que a média ± DP da necessidade de transfusão de sangue do grupo MIDCAB e esternotomia mediana padrão foi de 1,5 ± 1,8 unidade e 3,5 ± 2,9 unidade, respetivamente, e o valor de p do grupo MIDCAB e esternotomia foi <0,00001 em um estudo anterior de Cheng, et al., (2011) publicado no *Innovations*, vol.6, no.2, pp.84103.

A dimensão da amostra foi determinada utilizando a seguinte fórmula:

$$n = \frac{2\sigma^2}{\Delta^2}(Z_\alpha + Z_\beta)^2$$

$_\alpha$ Z= O valor de Z com duas caudas está relacionado com α =1,96 (o nível de significância foi de 5%)

z_β =O valor mais baixo de Z com uma cauda está relacionado com β = 0,84 (o poder do estudo foi de 80%)

$\Delta = \mu -\mu_{12}$ =Diferença entre a média de dois grupos = 2

σ = É a estimativa deSD = 2,35

Da fórmula acima, n = $2X(2,35)^{2}$ ^{x} $(1,96+0,84)^2 / 2^2$

n = 2X5.52X7.84/4

n = 21.64≈22

Dimensão da amostra n = 22 (para cada grupo)

A dimensão total da amostra foi de 22×2 = 44

Foram estudados 44 (quarenta e quatro) pacientes com cirurgia de revascularização miocárdica isolada, divididos em dois grupos de 22 (vinte e dois) pacientes.

3.9 Agrupamento de doentes:

Um total de 44 (quarenta e quatro) doentes foram distribuídos prospectivamente por dois grupos.

- Grupo -1= Consiste em 22 (vinte e dois) pacientes, submetidos à cirurgia de revascularização do miocárdio sem circulação extracorpórea por minitoracotomia esquerda com visão direta minimamente invasiva.

- Grupo-2 = Composto por 22 (vinte e dois) pacientes, revascularizados sem circulação extracorpórea por esternotomia mediana padrão.

3.10 Medidas das variáveis

A. Variáveis pré-operatórias: (I)Variáveis demográficas

- Idade (em anos)
- Sexo(M/F)

(2) Variáveis clínicas

- Número de artérias coronárias doentes
- FEVE: %

B. Variáveis pré-operatórias relativas à função renal:

- Creatinina sérica (mg/dl)
- Ureia no sangue (mg/dl)
- Taxa de depuração da creatinina (CCR) (ml/min)
- Débito urinário de 24 horas (ml)

C. Variáveis per-operatórias :

- Tempo total de funcionamento (em minutos)
- Número de enxertos efectuados
- Comprimento da incisão (em cm)
- Necessidade de inotrópicos

D. Variáveis pós-operatórias :

- Tempo de ventilação mecânica: .... horas
- Duração do internamento na UCI: .... horas
- Permanência hospitalar pós-operatória: ....dias
- Perda de sangue pós-operatória em 1st 24 horas ....ml
- Transfusão de sangue pós-operatória necessária ....ml
- Reoperação por hemorragia

- Fibrilhação auricular de início recente no pós-operatório

- Mortalidade pós-cirurgia de revascularização miocárdica em 30 dias

E. Variáveis pós-operatórias (1st , 3rd , 7th & 30th POD) relativas à função renal:

- Creatinina sérica (mg/dl)

- Ureia no sangue (mg/dl)

- Taxa de depuração da creatinina (CCR) (ml/min)

- Débito urinário de 24 horas (ml)

3.11 Procedimento de estudo

Os pacientes admitidos no departamento de cirurgia cardíaca da NHFH & RI, preenchendo os critérios de inscrição, foram considerados para o estudo. A decisão de um paciente ser submetido a uma cirurgia de revascularização do miocárdio isolada por minitoracotomia esquerda ou esternotomia mediana padrão foi decidida pelo cirurgião. Cada doente foi avaliado através da história clínica e do exame clínico. Foi feita uma avaliação dos factores de risco coexistentes. O doente foi limpo e barbeado de manhã no dia da cirurgia e foi-lhe dado um banho de hibisco. Foi obtido um consentimento informado por escrito antes da operação.

3.11.1 Anestesia:

Todos os pacientes receberam um protocolo padrão de anestesia geral para cirurgia de revascularização do miocárdio isolada sem circulação extracorpórea através de abordagem padrão de esternotomia mediana. Sob anestesia geral, a descompressão selectiva do pulmão esquerdo por intubação de tubo endotraqueal de duplo lúmen foi praticada em caso de revascularização através de uma abordagem minimamente invasiva de minitoracotomia esquerda com visão direta. A monitorização clínica incluiu rotineiramente: ECG, pressão arterial, pressão venosa central, oximetria de pulso.

3.11.2 Técnica cirúrgica

Técnica operatória da cirurgia de revascularização do miocárdio sem circulação extracorpórea (CRM sem CEC):

A técnica operatória foi baseada na revascularização completa. Todos os pacientes foram operados através de uma abordagem por esternotomia mediana. A artéria mamária interna esquerda (AMIE) e a veia safena magna (VSM) foram retiradas simultaneamente após esternotomia mediana. As artérias coronárias alvo foram estabilizadas usando o sistema de estabilização de tecido octopus. Foram utilizados shunts intracoronários de tamanho adequado em todos os casos para manter a perfusão distal e obter um campo operatório com menos sangue.

O soprador de oxigênio foi utilizado para auxiliar na anastomose. A ADA foi a primeira artéria coronária a ser enxertada em todos os casos. Os vasos da parede lateral e posterior foram enxertados em seguida e a CD foi enxertada por último (quando significativamente doente). A ADA e a CD foram enxertadas sem grande deslocamento do coração. A posição de Trendelenburg e a inclinação da mesa foram realizadas para enxertar OMs, PDA.

O enxerto foi feito de forma habitual, pela técnica de costura manual com polipropileno 8-0. O clump de mordida lateral foi aplicado na aorta ascendente e a anastomose proximal foi feita com polipropileno 6-0.

Os pulmões foram reinsuflados, todos os enxertos foram inspeccionados sob visão direta para excluir dobras ou tensão. O TCA foi verificado e a protamina foi administrada em conformidade. Dois tubos torácicos, um retro-pericárdico e outro pericardiopleural, foram mantidos in situ. O esterno foi aproximado com fio esternal e a ferida torácica foi fechada em camadas. O doente foi ventilado e extubado eletivamente, de acordo com o protocolo do nosso hospital.

Técnica operatória da cirurgia de Bypass Coronário Direto Minimamente Invasivo (MIDCAB):

O doente foi posicionado em decúbito lateral direito de 30 graus, com o lado esquerdo do tórax ligeiramente elevado. Sob anestesia geral e descompressão selectiva do pulmão esquerdo por intubação de tubo endotraqueal de duplo lúmen. As pás do desfibrilador externo foram posicionadas posteriormente à escápula esquerda e na linha axilar anterior direita, próximo ao quinto espaço intercostal.

A cobertura foi feita para permitir o acesso à perna direita e à coxa para a coleta de veias. Foi feita uma incisão cutânea de cerca de 5-7 cm sobre o 4º espaço intercostal, mantendo 2/3º medial e 1/3º lateral à linha axilar anterior e os músculos peitorais foram mobilizados para o quarto espaço intercostal. As fibras musculares peitorais e intercostais foram divididas e o tórax foi introduzido através do 4º espaço intercostal com distração mínima das costelas sem corte transversal das costelas. Utilizou-se um retractor de tecidos moles e um retractor de costelas para espalhar as costelas. O pericárdio foi aberto 2 cm ventralmente ao nervo frénico sob visão direta e foi levado cefalicamente para a reflexão aórtica.

A borda anterior do pericárdio foi rastreada para as bordas da incisão usando suturas de seda, enquanto a borda posterior foi distraída póstero-lateralmente usando suturas transtorácicas. Esta manobra rodou o coração no sentido contrário ao dos ponteiros do relógio, deslocando efetivamente a aurícula lateralmente e ventralmente. Esta disposição permitiu a exposição com visão direta e acesso à origem da aorta, junção atriocaval e veia pulmonar superior direita.

A LIMA foi colhida e foi administrada heparina antes da dissecção da LIMA. Simultaneamente, a veia safena abaixo do joelho também foi retirada para ser usada como conduto. O coração foi posicionado com estabilizador à base de sucção e o enxerto de LIMA para DAE foi feito de forma habitual pela técnica de costura manual com polipropileno 8-0. Foi realizada arteriotomia coronariana, colocação de shunt e anastomose distal com conduto RSVG por técnica manual com polipropileno 8-0. Aplicado clump de mordida lateral na aorta ascendente e feita anastomose proximal com polipropileno 6-0.

O pulmão esquerdo foi reinsuflado e todos os enxertos foram inspeccionados sob visão direta para excluir dobras ou tensão. O TCA foi verificado e a protamina foi administrada em conformidade. Normalmente, apenas um tubo torácico em ângulo esquerdo era colocado no espaço pleural esquerdo no ângulo costo-frénico esquerdo. Foram efectuadas suturas pericostais para aproximar as costelas com Ethibond n.º 5. Após hemostasia adequada, a ferida foi fechada em camadas. O doente foi ventilado e extubado de forma electiva, de acordo com o protocolo do nosso hospital.

3.11.3 Avaliação pós-operatória

Ao final da cirurgia, o paciente foi transferido para a Unidade de Terapia Intensiva de Cirurgia Cardíaca. Inicialmente, ventilou-se com ventilação mandatória intermitente sincronizada (SIMV) de 12 a 14 respirações por minuto, PEEP de 5 cmH20, volume corrente de 8-10 ml/kg de peso, pressão de suporte para manter este volume e Fi02 para manter saturação arterial de oxigénio>90%. A extubação foi realizada quando o paciente estava hemodinamicamente estável e alerta, com ventilação adequada mantida e valores de gases sanguíneos dentro dos níveis de segurança.

3.11.4 Acompanhamento dos doentes:

No pós-operatório, os pacientes foram avaliados na UTI em 1st , 3rd e 7th dias pós-operatórios e 1 mês após a operação.

3.12 Desenvolvimento de um instrumento de investigação:

Foi elaborada uma ficha de recolha de dados estruturada com todas as variáveis de interesse.

3.13 Técnica de recolha de dados

Os dados foram recolhidos utilizando uma folha de recolha de dados pré-formada (Anexo IV). A informação de base foi recolhida junto do doente após a exploração de diferentes queixas e sinais e sintomas ou exame clínico e investigações laboratoriais.

3.14 Gestão de dados

Todos os dados foram compilados, analisados e verificados quanto a valores em falta e discrepâncias.

3.15 Análise estatística

A análise estatística baseada em computador foi efectuada com técnicas e sistemas adequados. Todos os dados foram registados sistematicamente num formulário de recolha de dados pré-formado (questionário) e os dados quantitativos foram expressos em média e desvio-padrão e os dados qualitativos foram expressos em distribuição de frequência e percentagem. As análises estatísticas foram efectuadas com recurso a um programa informático baseado no Windows, concebido com o Statistical Packages for Social Sciences (SPSS-16) (SPSS Inc, Chicago, IL, EUA). Foi adotado um limite de confiança de 95%. O valor de probabilidade $<0,05$ foi considerado como nível de significância.

A associação entre as variáveis qualitativas foi medida pelo teste do Qui-Quadrado. O teste t de Student foi efectuado para verificar a associação entre variáveis quantitativas. Foi também utilizado o teste exato de Fisher. Os dados resumidos foram interpretados em conformidade e apresentados sob a forma de tabelas.

Este foi um estudo observacional prospetivo com uma população total de estudo de quarenta e quatro doentes. Os pacientes foram divididos igualmente em dois grupos. As variáveis pré-operatórias e intra-operatórias e os resultados pós-operatórios foram registados e comparados entre os grupos utilizando ferramentas estatísticas adequadas.

Capítulo 4 Resultados

4.1 Distribuição etária

A Tabela I mostra a distribuição dos pacientes por idade. A média ± DP da idade da população estudada foi de 51,27 ± 9,96 anos e 52,64 ± 9,54 anos no grupo 1 e no grupo 2, respetivamente. A diferença de idade entre estes dois grupos não foi estatisticamente significativa. *(p=0.645)*

Tabela I. Distribuição dos doentes de ambos os grupos por idade

Idade (anos)	Grupo		Valor P
	Grupo-1 (Minitoracotomia esquerda) (n=22)	Grupo-2 (esternotomia mediana) (n=22)	
Média ± DP	51.27±9.96	52.64±9.54	0.645*

*Teste t efectuado para medir o nível de significância

4.2 Distribuição por sexo

A Tabela II mostra os pacientes por sexo. No grupo-1, 05 pacientes (22,7%) eram do sexo masculino e 17 pacientes (77,3%) eram do sexo feminino. No grupo-2, 11 pacientes (50,0%) eram do sexo masculino e 11 pacientes (50,0%) eram do sexo feminino. A diferença de sexo entre esses dois grupos não foi estatisticamente significativa *(P=0,060)*.

Tabela II. Distribuição dos doentes de ambos os grupos por sexo

Sexo	Grupo		Valor P
	Grupo-1 (Minitoracotomia esquerda) (n=22)	Grupo-2 (esternotomia mediana) (n=22)	
Masculino	05 (22.7%)	11 (50.0%)	0.060*
Feminino	17 (77.3%)	11 (50.0%)	
Total	22 (100.0%)	22 (100.0%)	

*O teste do qui-quadrado é efectuado para medir o nível de significância

[#]Os valores entre parênteses indicam a percentagem.

4.3 Caraterísticas pré-operatórias dos doentes antes da cirurgia de revascularização do miocárdio

A Tabela III mostra os achados clínicos da população estudada. As diferenças nos achados entre os dois grupos não foram estatisticamente significativas.

Tabela III. Distribuição dos pacientes de ambos os grupos por caraterísticas **pré-operatórias** do paciente

Caraterísticas dos doentes no pré-operatório	Grupo		
	Grupo-I (minitoracotomia esquerda) Média ± DP	Grupo-2 (esternotomia mediana) Média ± DP	Valor P
Número de artérias coronárias doentes	1.82±0.50	1.86±0.56	0.778*
Ejeção Fração	48.64±8.92	47.32±5.61	0.527*

* O teste t de amostras independentes é efectuado para medir o nível de significância

4.4 Diagnóstico pré-operatório

A Tabela IV mostra a distribuição da população do estudo por diagnóstico. No grupo 1, a maioria dos casos (72,8%) era de doença de duplo vaso (DV) e no grupo 2, a maioria dos casos (63,6%) também era de DV. A diferença entre esses dois grupos não foi estatisticamente significativa *(p>0,05)*.

Tabela IV. Distribuição dos pacientes por diagnóstico pré-operatório entre os dois grupos

Fisiopatologia	Grupo		Valor P
	Grupo-I (minitoracotomia esquerda) (n=22)	Grupo-2 (esternotomia mediana) (n=22)	

TVD	Ol (4,5%)	O2 (9%)	1.OO*
DVD	16 (72.8%)	14 (63.6%)	O.74*
SVD	O5 (22.7%)	O6 (27.4%)	1.OO*
Total	22 (1OO.O%)	22 (1OO.O%)	

1O teste exato de Fisher é utilizado para medir o nível de significância

#Os valores entre parênteses indicam a percentagem.

4.5 Variáveis per-operatórias

A Tabela V mostra os resultados per-operatórios da população estudada. A média±DP do tempo operatório total (em minutos) necessário foi de 236,32±26,27 e 220,77±18,85 no grupo-1 e no grupo-2, respetivamente. A diferença entre esses dois grupos no tempo operatório total foi significativa *(p=0,0294)*. A média±DP do número total de enxertos realizados foi de 1,95±0,489 e 1,86±0,56, respetivamente *(P=0,578)*, o que não foi significativo. A média±DP do comprimento da incisão (cm) foi de 07,52±1,02 e 21,27±1,58 no grupo-1 e no grupo-2, respetivamente. A diferença entre esses dois grupos foi estatisticamente significativa *(p=0,00001)*.

Tabela V. Distribuição dos pacientes de ambos os grupos por dados operatórios

Operador Variáveis	Grupo		Valor P
	Grupo-1 (minitoracotomia esquerda) Média±SD	Grupo-2 (esternotomia mediana) Média±SD	
Tempo operatório total (min)	236.32±26.27	220.77±18.85	0.0294*
Número de enxertos	1.95±0.489	1.86±0.56	0.578*
Comprimento da incisão (cm)	7.52±1.02	21.27±1.58	0.00001*

*O teste t é efectuado para medir o nível de significância

4.6 Resultados pós-operatórios

A Tabela VI mostra a distribuição dos pacientes por resultados pós-operatórios entre os dois grupos. A média±DP da duração da intubação endotraqueal (horas) no grupo-1 foi de 11,77±2,53 e no grupo-2 foi de 14,92±3,34. A diferença entre esses dois grupos foi significativa *(p=0,005)*.

A média±DP da duração da permanência na UTI (horas) no grupo-1 foi de 33,41±1,95 e no grupo-2 foi de 44,09±2,83. A diferença entre esses dois grupos foi significativa *(p=0,00001)*.

A média±DP da duração da permanência hospitalar pós-operatória (dias) no grupo-1 foi de 6,05±,84 e no grupo-2 foi de 8,91±1,34. A diferença entre esses dois grupos foi significativa *(p=0,00001)*.

Table VI. Distribuição dos pacientes de ambos os grupos por resultados pós-operatórios

Variáveis de resultado pós-operatório	Grupo		*Valor P*
	Grupo-1 (Minitoracotomia esquerda) Média±SD	Grupo-2 (esternotomia mediana) Média±SD	
Duração da intubação endotraqueal (horas)	11.77±2.53	14.92±3.34	0.005*
Duração do internamento na UCI (horas)	33.41±1.95	44.09±2.83	0.00001*
Permanência hospitalar pós-operatória (dias)	6.05±0.84	8.91±1.34	0.00001*

*O teste-t é efectuado para medir o nível de significância

4.7 Resultados relacionados com a perda de sangue

A Tabela VII mostra a distribuição dos pacientes por desfechos relacionados à perda de sangue entre os dois grupos. A transfusão de sangue foi necessária em 5 (22,7%) casos no grupo-1 e em 10 (45,5%) casos no grupo-2. A diferença entre estes dois grupos não foi significativa *(p=0,11)*. A quantidade de transfusão de sangue necessária durante o pré-operatório e o pós-operatório foi de 380±97,46 ml no grupo-1 e 540±122,02 ml no grupo-2. A diferença entre esses dois grupos foi significativa *(p=0,024)*. A perda de sangue no pós-operatório foi de 207,50±75,92 ml no grupo-1 e 357,42±213,02 ml no grupo-2. A diferença entre os dois grupos na perda de sangue pós-operatória foi significativa *(p=0,003)*. Não houve reoperação por sangramento em nenhum caso.

Table VII. **Distribuição dos doentes de ambos os grupos por resultados relacionados com a perda de sangue**

	Grupo		
Resultado relacionado com a perda de sangue	Grupo-I (minitoracotomia esquerda) (n=22)	Grupo-2 (esternotomia mediana) (n=22)	*Valor P*
N.º de doentes transfundidos	5 (22.7%)	10 (45.5%)	0.11**
Reoperação por hemorragia	O (0.0)	0 (0.0)	
Quantidade de sangue transfundido (ml) (Média±SD)	380±97.46	540±122.02	0.024*
Perda de sangue no pós-operatório (ml) (Média±SD)	207.50±75.92	357.42±213.02	0.003*

*O teste-t é efectuado para medir o nível de significância

**O teste do qui-quadrado é efectuado para medir o nível de significância

#Os valores entre parênteses indicam a percentagem.

A Tabela VIII mostra que o nível médio de creatinina sérica no grupo-1 é de

1,09±0,173 em 1st POD e de 1,09±0,173 em 3rd POD e que o nível médio de creatinina sérica no grupo-2 é de 1,24±0,245 em 1st POD e de 1,23±0,244 em 3rd POD, respetivamente. E a diferença entre os dois grupos foi estatisticamente significativa (*valor de p* 0,013 e 0,012, respetivamente).

De acordo com os critérios KDIGO, 22,73% dos nossos doentes desenvolveram LRA de fase 1 no grupo-2. No grupo 1, a taxa foi de cerca de 4,5% dos nossos doentes. Depois disso, começou novamente a diminuir e a aproximar-se do normal em 7th POD e em 30th POD.

Table VIII. **Comparação da creatinina sérica entre os dois grupos (n=44)**

Dia	Grupo-1 (Minitoracotomia esquerda) (n=22) (mg/dl) Média±SD	Grupo-2 (esternotomia mediana) (n=22) (mg/dl) Média±SD	*Valor P*
Pré-operatório	0.98±0.141	0.91±0.173	0.157*
1st Pós-operatório	1.09±0.173	1.24±0.245	0.013*
3rd Pós-operatório	1.09±0.173	1.23±0.244	0.012*
7th Pós-operatório	0.99±0.141	1.04±0.173	0.136*
30th Pós-operatório	0.99±0.143	1.04±0.139	0.115*

*O teste-t é efectuado para medir o nível de significância

4.9 Ureia no sangue

A Tabela IX mostra que o nível médio de ureia no sangue no grupo-1 é de 29,52±4,135 em 1st POD e de 33,69±5,678 em 3rd POD e que o nível médio de ureia no sangue no grupo-2 é de 35,61±11,523 em 1st POD e de 41,11±9,933 em 3rd POD, respetivamente. E a diferença entre os dois grupos foi estatisticamente significativa (*valor de p 0,024* e *0,004*, respetivamente).

Tabela IX. Comparação da ureia no sangue entre os dois grupos (n=44)

Dia	Grupo-1 (Minitoracotomia esquerda) (n=22) (mg/dl) Média±SD	Grupo-2 (esternotomia mediana) (n=22) (mg/dl) Média±SD	Valor P
Pré-operatório	23.93±4.247	26.46±5.212	0.084*
1st Pós-operatório	29.52±4.135	35.61±11.523	0.024*
3rd Pós-operatório	33.69±5.678	41.11±9.933	0.004*
7th Pós-operatório	26.75±4.287	29.15±4.725	0.085*
30th Pós-operatório	25.11±2.910	27.0±4.121	0.085*

*O teste-t é efectuado para medir o nível de significância

4.10 CCR (taxa de depuração da creatinina):

A Tabela X mostra que o nível médio de CCR no grupo-1 é 72,14±11,61 em 1st POD e 71,18±11,32 em 3rd POD e o nível médio de CCR no grupo-2 é 76,91±13,59 em 1st POD e 75,55±13,44 em 3rd POD, respetivamente. E a diferença entre os dois grupos não foi estatisticamente significativa. *(valor de p 0,217 e 0,250, respetivamente).*

Tabela X. Comparação da CCR entre os dois grupos (n=44)

Dia	Grupo-1 (Minitoracotomia esquerda) (n=22) (ml/min) Média±SD	Grupo-2 (esternotomia mediana) (n=22) (ml/min) Média±SD	Valor P
Pré-operatório	73.73±12.87	77.68±13.48	0.325*
1st Pós-operatório	72.14±11.61	76.91±13.59	0.217*
3rd Pós-operatório	71.18±11.32	75.55±13.44	0.250*

7th Pós-operatório	74.86±10.48	79.09±12.11	0.222*
30th Pós-operatório	76.32±9.66	79.45±11.71	0.338*

*O teste-t é efectuado para medir o nível de significância

4.11 Débito de urina (24 horas)

A Tabela XI mostra que o nível médio de débito urinário de 24 horas no grupo-1 é de 1273,73±117,37 em 1st POD e de 1239,45±104,29 em 3rd POD e o nível médio de débito urinário no grupo-2 é de 1281,95±138,22 em 1st POD e de 1284,68±122,73 em 3rd POD, respetivamente. E a diferença entre os dois grupos não foi estatisticamente significativa *(valor de p 0,832 e 0,194, respetivamente)*.

Tabela XI. Comparação do débito urinário (24 horas) entre os dois grupos (n=44)

Dia	Grupo-1 (minitoracotomia esquerda) (n=22) (ml) Média±SD	Grupo-2 (esternotomia mediana) (n=22) (ml) Média±SD	*Valor P*
Pré-operatório	1276.91±113.38	1277.18±131.93	0.803*
1st Pós-operatório	1273.73±117.37	1281.95±138.22	0.832*
3rd Pós-operatório	1239.45±104.29	1284.68±122.73	0.194*
7th Pós-operatório	1244.27±70.80	1280.00±98.90	0.175*
30th Pós-operatório	1243.36±63.86	1284.55±105.51	0.124*

*O teste t é efectuado para medir o nível de significância

4.12 Comparação das variáveis de seguimento pós-operatório

A Tabela XII mostra a comparação das variáveis pós-operatórias entre os dois grupos. A fibrilação atrial ocorreu em 1 (4,5%) caso no grupo-1 e em 2 (9,1%) no grupo-2. As diferenças nos achados entre os dois grupos não foram estatisticamente significativas *(p=1,000)*.

Tabela XII. Distribuição dos doentes de ambos os grupos por complicação

Complicações operatórias pós-	Grupo		Valor P
	Grupo-1 (Minitoracotomia esquerda) (n=22)	Grupo-2 (esternotomia mediana) (n=22)	
Atrial fibrilhação	1 (4.5%)	2(9.1%)	1.000*

*O teste exato de Fisher é realizado para medir o nível de significância

#Os valores entre parênteses indicam a percentagem.

4.13 Comparação da mortalidade operatória em 30 dias

A Tabela XIII mostra a comparação da mortalidade aos 30 dias entre os dois grupos. Não se registou mortalidade em nenhum dos grupos.

Tabela XIII. Distribuição dos pacientes de ambos os grupos por mortalidade em 30 dias

Mortalidade	Grupo		Valor P
	Grupo-I (minitoracotomia esquerda) (n=22)	Grupo-2 (esternotomia mediana) (n=22)	
Mortalidade	0(0.0)	0(0.0)	-

*O teste exato de Fisher é realizado para medir o nível de significância

#Os valores entre parênteses indicam a percentagem.

Capítulo 5 Discussão

5.1 Discussão

Este estudo foi realizado no National Heart Foundation Hospital and Research Institute de julho de 2015 a junho de 2017. No presente estudo, um número total de 44 pacientes foi recrutado para a operação, dos quais a minitoracotomia esquerda foi realizada em 22 pacientes e a esternotomia mediana convencional foi realizada nos demais 22 pacientes.

Neste estudo, a idade média no grupo 1 foi de 51,27±9,96 anos e no grupo 2 foi de 52,64±9,54 anos. Não houve diferença estatística significativa entre os dois grupos *(p=0,645)*. E o grupo de idade relativamente mais jovem foi submetido à CRM minimamente invasiva através de minitoracotomia esquerda. Boldt et al. (2003) encontraram em seu estudo que a diferença média de idade entre os dois grupos não foi estatisticamente significativa *(p=0,09)*. Nosso estudo está de acordo com esse estudo.

Dos 44 doentes, o sexo feminino foi predominante no grupo 1 (77,3%). No grupo 2, tanto os homens como as mulheres estavam em igual número (50% em cada). A diferença de sexo entre os dois grupos não foi estatisticamente significativa *(p=0,060)*. Estes resultados foram correlacionados com o estudo de Boldt, et al., (2003).

A média±DP da FEVE antes da CRM foi de 48,64±8,92 e 47,32±5,61 no grupo 1 e no grupo 2, respetivamente. A diferença entre esses dois grupos não foi significativa *(p=0,527)*.

A maioria dos doentes (72,8%) apresentava DVD tanto no grupo-1 como no grupo-2 (63,6%). Os casos de SVD foram 5 (22,7%) e 6 (27,4%) no grupo-1 e no grupo-2, respetivamente. A TVD foi encontrada em 01 (4,5%) e 02 (9,0%) casos no grupo-1 e no grupo-2, respetivamente. Não houve diferença significativa entre os grupos em relação ao diagnóstico pré-operatório. *O valor de p para* DTV, DVD e DVS entre esses dois grupos foi de *1,00, 0,74 e 1,00*, o que não foi estatisticamente significativo.

A média ± DP do tempo operatório total (em minutos) necessário foi de 236,32 ± 26,27 e 220,77 ± 18,85 no grupo 1 e no grupo 2, respetivamente. A diferença entre esses dois grupos no tempo operatório total foi significativa *(p=0,0294)*. Em quase todos os estudos, a minitoracotomia esquerda consome menos tempo peroperatório do que a OPCAB. Mas aqui, no nosso estudo, a minitoracotomia esquerda consome mais tempo, o que pode dever-se a uma curva de aprendizagem acentuada para os cirurgiões e que, com o decorrer do tempo, irá diminuir.

A média±DP do comprimento da incisão (cm) foi de 07,52±1,02 e 21,27±1,58 no grupo-1 e no grupo-2, respetivamente. A diferença entre esses dois grupos foi estatisticamente significativa *(p=0,00001)*.

A média±DP da duração da intubação endotraqueal (horas) no grupo-1 foi de 11,77±2,53 e no grupo-2 foi de 14,92±3,34. A diferença entre esses dois grupos é significativa *(p=0,005)*.

A média±DP da duração da permanência na UTI (horas) no grupo-1 foi de 33,41±1,95 e no grupo-2 foi de 44,09±2,83. A diferença entre esses dois grupos foi significativa *(p=0,00001)*.

A média ± DP da duração da permanência hospitalar pós-operatória (dias) no grupo 1 foi de 6,05 ± 0,84 e no grupo 2 foi de 8,91 ± 1,34. A diferença entre esses dois grupos foi significativa *(p=0,00001)*.

A transfusão de sangue foi necessária em 5 (22,7%) pacientes no grupo 1 e em 10 (45,5%) pacientes no grupo 2. Embora mais pacientes tenham necessitado de transfusão de sangue no grupo da esternotomia mediana convencional, a diferença entre esses dois grupos não foi significativa *(p=0,11)*.

A quantidade de transfusão de sangue necessária durante o pré-operatório e o pós-operatório foi de 380±97,46 ml no grupo-1 e 540±122,02 ml no grupo-2. A diferença entre esses dois grupos foi significativa *(p=0,02467)*.

A perda sanguínea pós-operatória foi de 207,50±75,92 ml no grupo-1 e 357,42±213,02 ml no grupo-2. A diferença entre os dois grupos na perda de sangue pós-operatória foi significativa *(p=0,003)*.

O nível médio de creatinina sérica no grupo-1 é de 1,09±0,173 em 1st POD e de 1,09±0,173 em 3rd POD e o nível médio de creatinina sérica no grupo-2 é de 1,24 ± 0,245 em 1st POD e de 1,23 ± 0,244 em 3rd POD, respetivamente. E a diferença entre os dois grupos foi estatisticamente significativa (*valor de p 0,013 e 0,012, respetivamente*). Mas a diferença entre os dois grupos no período pré-operatório, 7th POD e 30th POD não foi significativa *(valor de p 0,157, 0,136 e 0,115, respetivamente)*.

No grupo-1, o valor mais alto do nível de creatinina sérica foi de 1,62 mg/dl em 1st POD e 1,66 mg/dl em 3rd POD e apenas o estágio 1 AKI ocorreu neste grupo de acordo com os critérios KDIGO. No grupo-2, o valor mais alto do nível de creatinina sérica foi de 1,69 mg/dl em 1st POD e 1,67 mg/dl em 3rd POD.

De acordo com os critérios KDIGO, 22,73% dos nossos doentes desenvolveram LRA de fase 1 no grupo-2. No grupo 1, a taxa foi de cerca de 4,5% dos nossos doentes. Depois disso, começou novamente a diminuir e a aproximar-se do normal em 7th POD e em 30th POD.

O nível médio de ureia no sangue no grupo-1 é de 29,52±4,135 em 1st POD e de 33,69±5,678 em 3rd POD e o nível médio de ureia no sangue no grupo-2 é de 35,61±11,523 em 1st POD e de 41,11±9,933 em 3rd POD, respetivamente. E a diferença entre os dois grupos foi estatisticamente significativa *(valor de p 0,024 e 0,004, respetivamente)*. Mas a diferença entre os dois grupos no período pré-operatório, 7th POD e 30th POD não foi significativa *(valor de p 0,084, 0,085 e 0,085, respetivamente)*.

No grupo-1, o valor mais elevado do nível de ureia no sangue foi de 49 mg/dl em 3rd POD. Foi cerca de 4,5% dos nossos doentes do grupo-1. Depois disso, começou novamente a diminuir e ficou normal em 7th POD e em 30th POD.

No grupo 2, a ureia sanguínea subiu acima do normal em cinco doentes e o valor mais elevado foi de 61 mg/dl em 3rd POD e foi cerca de 22,73% dos nossos doentes.

Neste estudo, a CCR entre os dois grupos registou uma pequena diminuição. O nível médio de CCR no grupo-1 é de 72,14±11,61 em 1st POD e de 71,18±11,32 em 3rd POD e o nível médio de CCR no grupo-2 é de 76,91±13,59 em 1st POD e de 75,55±13,44 em 3rd POD, respetivamente. E a diferença entre os dois grupos não foi estatisticamente significativa *(valor de p 0,217 e 0,250*, respetivamente). Esses achados foram correlacionados com o estudo de Boldt, et al., (2003).

O nível médio de débito urinário no grupo-1 é de 1273,73±117,37 em 1st POD e de 1239,45±104,29 em 3rd POD e o nível médio de débito urinário no grupo-2 é de 1281,95±138,22 em 1st POD e de 1284,68±122,73 em 3rd POD, respetivamente. E a diferença entre os dois grupos não foi estatisticamente significativa *(valor de p 0,832 e 0,194*, respetivamente).

Foi registada a comparação da fibrilhação auricular (FA) nos dois grupos após a cirurgia de revascularização do miocárdio. A fibrilação atrial (FA) após a CRM foi de 1 (4,5%) e 2 (9,1%) no grupo 1 e no grupo 2, respetivamente. A diferença entre esses dois grupos não foi estatisticamente significativa *(p=1,00)*. (2000) relataram que a incidência de FA pós-operatória nas primeiras 6 semanas após a cirurgia foi de 4% (4 de 96) para CRM MIDCAB e 28% (12 de 42) para CRM convencional *(p = 0,003)*, o que foi estatisticamente significativo.

Foram registados 30 dias de mortalidade entre os dois grupos. E nenhum paciente do grupo 1 ou do grupo 2 morreu até 30th dias de pós-operatório. McGinn, et al, relataram que a mortalidade perioperatória ocorreu em 6 pacientes (1,3%).

5.2 Conclusão

Este estudo mostra que a disfunção renal pós-operatória precoce é menor na minitoracotomia esquerda, embora o estado renal pós-operatório seja semelhante em ambos os grupos em 7th e 30th POD. Portanto, podemos concluir que a disfunção renal pós-operatória precoce é menor na minitoracotomia esquerda sob visão direta em comparação com a esternotomia mediana padrão entre os pacientes submetidos à cirurgia de revascularização do miocárdio (CRM) isolada.

5.3 LIMITAÇÃO DO ESTUDO

As limitações do estudo são:

1. A dimensão da amostra foi limitada.

2. Tratou-se de um método de amostragem não aleatório e intencional.

3. Não existem dados para além de um mês de seguimento.

Capítulo 6 Recomendações

A partir deste estudo, recomenda-se que

- A cirurgia de revascularização do miocárdio através de minitoracotomia esquerda sob visão direta pode ser realizada com segurança num grupo seletivo de doentes.

- Devem ser efectuados mais estudos com amostras de maior dimensão.

- Existe um âmbito de estudo multicêntrico.

- Recomenda-se a realização de ensaios clínicos aleatórios com um acompanhamento a longo prazo para medir os resultados clinicamente relevantes e determinar o equilíbrio entre os benefícios e os riscos.

Bibliografia

Ahmed, F., Chanda, P.K., Rahman, A.T.M.K., Kabir, D.M.A., Gafur, M.A., 2016. "Fechamento Minimamente Invasivo de Defeito Septal Atrial: May Offer Better Outcome". *Jornal da Fundação Nacional* do *Coração* do *Bangladesh; 5(1),pp.21-24.*

Birla, R., Patel, P., Aresu, G., Asimakopoulos, G., Bypass coronário direto minimamente invasivo versus cirurgia coronária sem circulação extracorporal através de esternotomia. AnnR Coll Surg Engl. 2013, 95, pp.481-85.

Boldt, J., Brenner, T., Lehmann, A., Suttner, S.W., Kumle, B., Isgro, F., 2003. "A Função Renal é Alterada pela Duração do Bypass Cardiopulmonar?". *Ann Thorac Surg* ;75(3), pp.906 -912.

Boyd, R.C., Desai, D.N., Rizzo, D.F.D., Novick, R.J., Mckenzie, F.N., 1999. "Cirurgia sem CEC diminui as complicações pós-operatórias e a utilização de recursos em idosos". *The Annals of Thoracic Surgery;* 225, pp.1490-1493.

Cheng, D.C.H., Martin, J., Lal, A., Diegeler, A., Folliguet, T.A., Nifong, L.W., Perier, P., Raanani, E., Smith, J.M., Seeburger, J., e Falk, V. (2011). Minimally Invasive Versus Conventional Open Mitral Valve Surgery A Meta-Analysis and Systematic Review. *Innovations,* 6(2), pp.84103.

d'Amato, T.A., Savage, E.B., Wiechmann, R.J., Sakert, T., Benckart, D.H., Magovern, J.A., 2000. "Reduced Incidence of Atrial Fibrillation With Minimally Invasive Diret Coronary Artery Bypass" (Incidência Reduzida de Fibrilação Atrial com Bypass Coronário Direto Minimamente Invasivo). *Ann Thorac Surg* , 70, pp.2013-6.

Diodato, M., Chedrawy, E.G., 2014. "Cirurgia de enxerto de bypass da artéria coronária: O Passado, Presente e Futuro da Revascularização do Miocárdio". *Hindawi Publishing Corporation Pesquisa e prática em cirurgia,* Volume 2014, Artigo ID 726158, pp.1-6.

Goldstein, D.J., Oz, M.C., 2004. Cirurgia Minimamente Invasiva da Válvula Mitral". *Minimally Invasive Cardiac Surgery, 2nd edition.* Totowa, New Jersey. Humana Press.

Holzhey, D.M., Jacobs, S., Mochalski, M., Walther, T., Thiele, H., Mohr, F.W., Falk,

V., 2007. "Acompanhamento de sete anos após bypass coronário direto minimamente invasivo: experiência com mais de 1300 pacientes". *Annals OfThoracicSurgery*, 83(1), pp.108-114.

Iribarne, A., Easterwood, R., Chan, E.Y., Yang, J., Soni, L., Russo, M.J., Smith, C.R., Argenziano, M., 2011. "A Era de Ouro da Cirurgia Cardiotorácica Minimamente Invasiva: Perspectivas actuais e futuras". *Future Cardiology* 7.3, pp.333-346.

Khwaja, A., 2012. "Diretrizes de prática clínica KDIGO para lesão renal aguda". *Nephron Clin Pract.;* 120:c179-84. DOI: 10.1159/000339789.

Lapierre, H., Chan, V., Sohmer, V., Mesana, T. G., Ruel, M., 2011, Minimally Invasive coronary artery Bypass Grafting via small thoracotomy versus offpump: A case matched study, *European journal of cardio thoracic surgery*, 40, pp.804-810.

Lichtenberg, A., Klima, U., Paeschke, H., Pichlmaier, M., Ringes-Lichtenberg, S., Walles, T., Goerler, H., Haverich, A., 2004. Impacto da doença arterial coronária multivaso no resultado após cirurgia de bypass minimamente invasiva isolada da artéria descendente anterior esquerda. *Annals of Thoracic Surgery*, 78, pp.487-491.

Ling, T., Bao, L., Yang, W., Chen, Y., Gao, Q., 2016. "Revascularização direta da artéria coronária minimamente invasiva com um espalhador de costela aprimorado e um estabilizador cardíaco de novo formato: resultados de 200 casos consecutivos em uma única instituição". *Ling et al. BMC Cardiovascular* Disorders; 16:42 DOI 10.1186/s12872-016-0216-4.

Maitra, G., Ahmed, A., Rudra, A., Wankhede, R., Sengupta, S., Das, T., 2009. "Disfunção Renal após Cirurgia de Bypass da Artéria Coronária sem CECFatores de Risco e Estratégias Preventivas". *Indian Journal of Anaesthesia;* 53 (4), pp.401-407.

McGinn, J.T., Usman, S., Lapierre, H., Pothula, V.R., Mesana, T.G., Ruel, M., 2009. "Minimally Invasive Coronary Artery Bypass Dual-Center Experience in 450 Consecutive Patients", 120, pp.78-84.

Mehran, R., Dangas, G., Stamou, S.C., Pfister, A.J., Dullum, M. K.C., Leon, M.B., Corso, P.J., 2016. "Resultado clínico de um ano após o bypass da artéria coronária direta minimamente invasiva". *Circulation*. 102, pp.2799-2802.

O'Neal, J.B., Andrew, D.S., Frederic, T.B., 2016. "Lesão renal aguda após cirurgia cardíaca: compreensão atual e direções futuras". *O Nealetal. CriticalCare. 2O:187DOI* 10.1186/s13054-016-1352-z.

Poston, R.S., Tran, R., Collins, M., Reynolds, M., Connerney, I., Reicher, B., Zimrin, D., Griffith, B. P., Bartlett, S. T., 2008. "Comparison of Economic and Patient Outcomes With Minimally Invasive Versus Traditional Off-Pump Coronary Artery Bypass Grafting Techniques" [Comparação dos resultados económicos e dos pacientes com técnicas minimamente invasivas versus técnicas tradicionais de revascularização do miocárdio sem circulação extracorporal]. *Ann Surg.* 248(4), pp.638-646. DOT10.1097/SLA.0b013e31818al5b5.

Vicol, C., Nollert, G., Mair, H., Samuel, V., Tiftikidis, M., Eifert, S., Reichart, B., 2003. "Resultados a médio prazo da cirurgia cardíaca em doença de 1 vaso: bypass coronário direto minimamente invasivo versus bypass coronário sem circulação extracorporal com esternotomia total". *Heart Surg Forum 2003;* 6(5), pp.341-344.

Apêndice I

Fluxograma do estudo

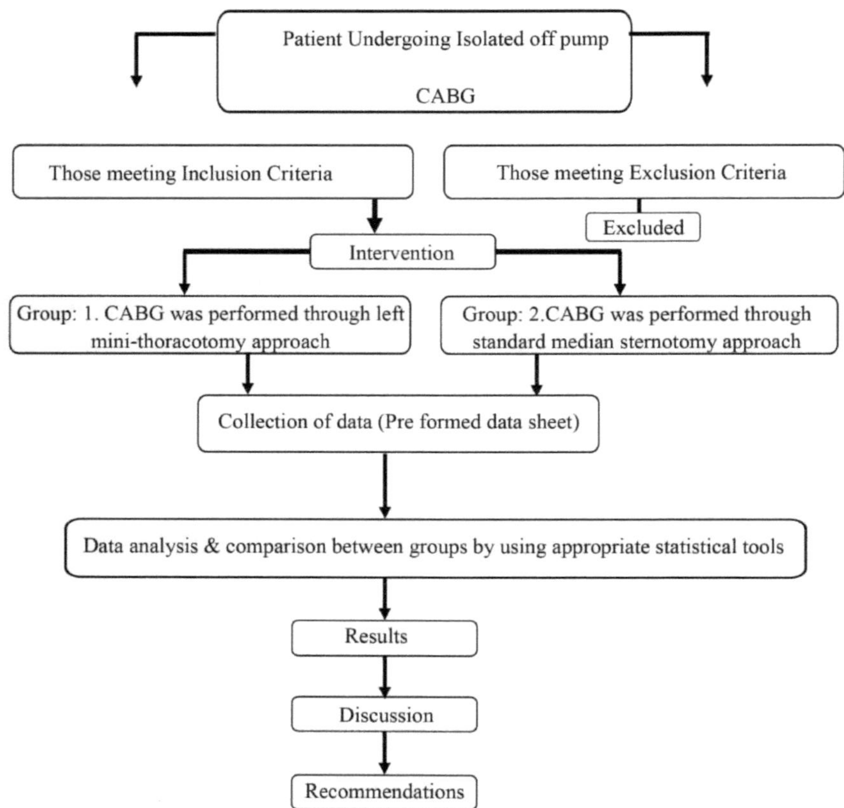

Apêndice-II

Definições do estudo

CABG: Enxerto de bypass da artéria coronária

MIDCAB: Bypass Coronário Direto Minimamente Invasivo

Cirurgia cardíaca minimamente invasiva: A base de dados da Society of Thoracic Surgeons (STS) define a cirurgia cardíaca minimamente invasiva (MICS) como "qualquer procedimento que não seja efectuado com uma esternotomia total e suporte de CEC".

Definição de Lesão Renal Aguda (LRA):

(KDIGO) Critérios de Melhoria dos Resultados Globais da Doença Renal:

• Um aumento na creatinina sérica em ≥0,3 mg/dl (≥26,5 mol/l) da linha de base dentro de 48 horas após a cirurgia.

• Um aumento da creatinina sérica ≥ 1,5 vezes em relação à linha de base dentro de 7 dias após a cirurgia.

• Uma diminuição na produção de urina abaixo de 0,5 ml/kg/hora durante 6 horas (A. Khwaja et al 2012).

Insuficiência renal pós-operatória: A insuficiência renal pós-operatória foi definida como a necessidade de hemodiálise. (Suzuki, et al., 2010)

Creatinina sérica: Acima do intervalo normal (>1,4 mg/dl) foi significativo.

Ureia no sangue: Acima do intervalo normal (>45 mg/dl) foi significativo.

CCR: Abaixo do intervalo normal (<70 ml/min) foi significativo.

Débito de urina (24 horas): Abaixo de 0,5 ml/kg/hora foi significativo.

CCR: O CCR foi calculado pela fórmula de Cockroft-Gault:

Para o sexo masculino: CCR = $\{((1\ 40\text{-idade}) \times \text{peso})/(72 \times S_{cr})\}$

Para mulheres: CCR = $\{((140\text{-idade}) \times \text{peso})/(72 \times S_{cr})\} \times 0,85$

Abreviaturas/ Unidades

CCR (taxa de depuração da creatinina) (ml/minuto)

Idade (anos)

Peso (kg)

SCr (creatinina sérica) (mg/dl)

Cirurgia cardíaca minimamente invasiva: O termo cirurgia cardíaca minimamente invasiva é utilizado para descrever uma variedade de abordagens que reduzem o trauma da cirurgia e aceleram a recuperação. [Base de dados de cirurgia cardíaca da STS].

Fibrilhação auricular: A fibrilhação auricular (também designada por AFib ou FA) é um batimento cardíaco trémulo ou irregular (arritmia) que pode provocar coágulos sanguíneos, acidente vascular cerebral, insuficiência cardíaca e outras complicações relacionadas com o coração.

Mini-toracotomia: Uma incisão de 10 a 12 cm colocada na prega sub-mamária ao longo da linha axilar anterior. As fibras musculares peitorais e intercostais são divididas e o tórax é introduzido através do 4º ICS com distração mínima das costelas e sem corte das mesmas. [Goldstein, et al., 2004].

Esternotomia mediana: Uma técnica de cirurgia torácica em que é efectuada uma incisão desde a incisura supraesternal até abaixo do processo xifoide. O esterno é então aberto com uma serra e é inserido um retractor esternal.

Tempo total da operação: Definido como o tempo desde a incisão até ao encerramento da pele.

Mortalidade operatória:

A mortalidade operatória inclui (1) todas as mortes ocorridas durante a hospitalização em que a operação foi realizada, mesmo que após 30 dias; e (2) as mortes ocorridas após a alta hospitalar, mas dentro de 30 dias do procedimento, a menos que a causa da morte não esteja claramente relacionada com a operação. [Variáveis do Modelo de Risco da Base de Dados de Cirurgia Cardíaca de Adultos da STS - Versão de Dados

2.73]

Ventilação prolongada > 24 horas:

A ventilação pulmonar prolongada > 24 horas inclui (mas não se limita a) causas como SDRA, edema pulmonar e/ou qualquer doente que necessite de ventilação mecânica > 24 horas no pós-operatório. [Variáveis do modelo de risco da base de dados de cirurgia cardíaca de adultos da STS - Versão de dados 2.73]

Reoperação por qualquer motivo: Reoperação por hemorragia, outro motivo cardíaco ou motivo não cardíaco. [Variáveis do modelo de risco da base de dados de cirurgia cardíaca de adultos da STS - Versão de dados 2.73]

Internamento hospitalar: A duração do internamento pós-operatório no NHFH & RI, incluindo UCI, pós-UCI e enfermaria de cirurgia cardíaca.

Estadia curta: Tempo de permanência do paciente (PLOS) < 6 dias e alta com vida e no prazo de 5 dias após a cirurgia. [Variáveis do Modelo de Risco da Base de Dados de Cirurgia Cardíaca de Adultos da STS - Versão de Dados 2.73]

Longa permanência: Duração da estadia do doente (PLOS) >14 dias Não ter alta no prazo de 14 dias após a cirurgia. [Variáveis do Modelo de Risco da Base de Dados de Cirurgia Cardíaca de Adultos da STS - Versão de Dados 2.73]

Apêndice III

Formulário de recolha de dados

Título: "Comparação da função renal pós-operatória precoce entre a minitoracotomia esquerda de visão direta minimamente invasiva e a esternotomia mediana padrão em pacientes submetidos à cirurgia de revascularização do miocárdio isolada sem circulação extracorpórea".

CONSENTIMENTO

A natureza deste estudo e o objetivo desta tese foram-me explicados pelo médico/investigador. Aceitei participar neste estudo de livre vontade e por minha própria iniciativa.

Assinatura do participante

Nome: Idade: .... anos

Número de registo.

Endereço ....N.º de contacto

A. Variáveis demográficas e antropométricas:

1.   Idade : ....anos

2.   Sexo: 1=masculino 2=feminino |

B. Caraterísticas clínicas pré-operatórias:

3.   FAVarritmia :   1=Sim O=Não

4.   FEVE: ....%

5.   Número de artérias coronárias doentes: .... 1=SVD, 2=DVD, 3=TVD__|

C. Variáveis per-operatórias:

6.   Tempo total de funcionamento: .... min

7.   Comprimento da incisão.......................................cm

8. Número de enxertos efectuados ....

9. Necessidade de conversão para procedimento   aberto1=SimO=Não

10.   Needofinotrope1=SimO=Não   ⊥

D. Variáveis pós-operatórias:

11. Tempo de ventilação mecânica:...horas

12. Duração do internamento na UCI: ....horas

13. Permanência hospitalar pós-operatória:...................................... dias

14. Pós-operatório renovado de fibrilhação auricular 1=Sim O=Não__⊥

15. Perda de sangue pós-operatória em 1st 24 horas .... ml

16. Necessidade de transfusão de sangue no pós-operatório....ml

17. Reoperação por qualquer motivo 1=Sim O=Não

E. Resultados pós-operatórios (após 30 dias de operação):

18. Pós-função da glândula suprarrenal em 3 dias 1=Sim O=Não

19. PostarCABGMortalitywithin3Odays 1=Sim O=Não__⊥

F. Variáveis pré-operatórias e pós-operatórias relativas à função renal:

Investigação	Pré-operatório	I PODst	3rd POD	7th POD	30th POD
Creatinina sérica (mg/dl)					
Ureia no sangue (mg/dl)					
Taxa de depuração da creatinina (CCR) (ml/min)					

Produção de urina (ml/24 horas)					

Apêndice IV

Formulário de consentimento:

Depois de ter sido plenamente informado sobre o objetivo e as consequências do estudo e sobre o meu direito de me retirar do estudo em qualquer altura e para qualquer fim,

Dou o meu consentimento para participar no estudo realizado pelo Dr. Hossain Al Mahmud, estudante do último ano do Mestrado em Cirurgia Cardiovascular e Torácica, National Heart Foundation Hospital & Research Institute (NHFH&RI), Dhaka .

Reconheço plenamente que a minha participação neste estudo irá gerar informações médicas valiosas que poderão ser utilizadas no interesse dos doentes no futuro.

A autoridade hospitalar, os médicos e qualquer outra pessoa não serão responsáveis por quaisquer consequências adversas durante o estudo.

Assinatura / Impressão do polegar

Data

Assinatura da testemunhaAssinatura   do investigador

Data Data

গবেষণার সম্মতিপত্র

আমাকেঃ "Comparison of early post-operative renal function between minimal invasive direct visionleft mini thoracotomy and standard median sternotomy in patients undergoing off-pump isolated coronary artery bypass graft surgery."

গবেষণার বিষয়াবলী সম্পর্কে বিস্তারিতভাবে ব্যাখ্যা করা হয়েছে। আমি সম্যকভাবেঅবগত আছি যে, আমার সরবরাহকৃত তথ্য গোপন করা হবে এবং গবেষণালদ্ধ তথ্যাদি ভবিষ্যতে অন্য রোগীদেরও চিকিৎসা কাজে ব্যাবহার করা হবে। আমি স্বেচ্ছায় এবং স্বজ্ঞানে উক্ত গবেষণায় অন্তর্ভূক্ত হতে সম্মতি আছি। উক্ত গবেষণায় অন্তর্ভূক্তির ফলে কোন রকম জটিলতা হলে ডাক্তার/হাসপাতান কর্তৃপক্ষ দায়ী থাকবেনা।

গবেষণাকালে গবেষক ও তার সহযোগীদেরও পূর্ণ সহযোগীতা দিতে রাজী আছি।

রোগী/ অভিভাবকের স্বাক্ষর/ টিপসই   তারিখঃ

গবেষকের স্বাক্ষর   তারিখঃ

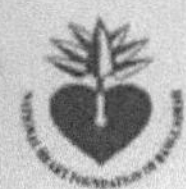

ন্যাশনাল হার্ট ফাউন্ডেশন হাসপাতাল অ্যান্ড রিসার্চ ইনস্টিটিউট
NATIONAL HEART FOUNDATION HOSPITAL & RESEARCH INSTITUTE
PLOT NO-7/2, SECTION-2,MIRPUR, DHAKA-1216, BANGLADESH.
Phone : 9033442-6, Fax :88-02-9029694
E-mail : nhfadmin@agni.com, admin@nhf.org.bd
Website : http://www.nhfbd.org.

Ref : N.H.F.H.& R.I / LIB/ 2 - 7/ TP-046

Date : 25-11-2017

From
Mohammod Noor Hossain
Librarian,
National Heart Foundation Hospital & Research Institute.

To
Dr. Hossain Al Mahmud
MS (Cardio-Thoracic Surgery)
Dept. of Cardiac Surgery,
National Heart Foundation Hospital & Research Institute.

Subject: Letter of acknowledgement.

Dear Sir,

Thank you very much for giving one copy of your **MS (Cardio-Thoracic Surgery)** thesis entitled **"Comparison of early post-operative renal function between minimal invasive direct vision left mini thoracotomy and standard median sternotomy in patients undergoing off-pump isolated coronary artery bypass graft surgery"** to the library of National Heart Foundation Hospital & Research Institute. It has been made entry in the 'Register Book' with Accession **No: MS (CTS)-TP-046** and preserved in the library which will be very useful for the consultants, researchers and doctors of National Heart Foundation Hospital & Research Institute.

In this regard, I appreciate your co-operation and hope that it will continue in future.

With kind regards.

Yours sincerely,

Mohammod Noor Hossain
Librarian,
N.H.F.H. & RI.

বাংলাদেশ ন্যাশনাল সায়েন্টিফিক এন্ড টেকনিক্যাল ডকুমেন্টেশন সেন্টার
বিজ্ঞান ও প্রযুক্তি মন্ত্রণালয়
ই-১৪/ওয়াই, আগারগাঁও, ঢাকা-১২০৭।
ফোন: ৮১৮১৫১১, ৫৮১৫৬২৮৩ ফ্যাক্স: ৮৮০-২-৯১৪০০৬৬
ই-মেইল: bansdoc@bansdoc.gov.bd; www.bansdoc.gov.bd

স্মারক নং-   নাই   তারিখ: ২৬/১১/২০১৭

বিষয়: প্রাপ্তিস্বীকার এবং ধন্যবাদ পত্র।

আনন্দের সাথে জানানো যাচ্ছে যে, আপনার নিকট হতে প্রাপ্ত Comparison of early post-operative renal function between minimal invasive direct vision left mini thoracotomy and standard median sternotomy in patients undergoing off-pump isolated coronary artery bypass graft surgery · Title এর MS থিসিস খানা সৌজন্য কপি হিসাবে অত্র সংস্থা আন্তরিকতার সাথে গ্রহণ করেছে। ভবিষ্যতে গবেষণামূলক কাজে ব্যবহারের লক্ষে জাতীয় স্বার্থে এ ধরনের থিসিসসমূহ ব্যান্সডককে প্রেরণের আন্তরিক প্রচেষ্টা অব্যাহত রাখার অনুরোধ করছি।

আপনার সহযোগিতার জন্য কৃতজ্ঞতা প্রকাশ করছি।

ধন্যবাদান্তে,

(নাসিমা খাতুন)
গ্রন্থাগারিক(অ.দা.)
ব্যান্সডক

Dr.Hossain Al Mahmud
Masters of Surgery(Cardiothoracic Surgery)
University of Dhaka
Registration No.932(1999 – 2000)

Master Data Sheet for Group -1   case (MIDCAB/left mini thoracotomy group)

SL	ID	Age (years)	Sex	AF	EF (%)	No of CABG	Total Operation Time (mins)	Length of Incision (cm)	graft	MVT (hours)	ICU stay (hours)	Postop Hospital Stay (days)	New AF	Loss in 1st 24hrs (ml)	RT in 1st 24hrs (ml)	Renal dysfunction	Mortality	Serum Creatinine Preoperative	Serum Creatinine 1st POD	Serum Creatinine 3rd POD	Serum Creatinine 5th POD	Serum Creatinine 7th POD	Blood urea Preoperative	Blood urea 1st POD	Blood urea 3rd POD	Blood urea 5th POD	Blood urea 7th POD	Creatinine Clearance Preoperative	Creatinine Clearance 1st POD	Creatinine Clearance 3rd POD	Creatinine Clearance 5th POD	Creatinine Clearance 7th POD	Urine output Preoperative	Urine output 1st POD	Urine output 3rd POD	Urine output 5th POD	Urine output 7th POD
1	[illegible]	[illegible]	[illegible]		[illegible]	[illegible]	[illegible]	[illegible]	[illegible]	[illegible]	[illegible]	[illegible]	No	[illegible]	No	No	No	[illegible]	[illegible]	[illegible]	[illegible]	[illegible]	[illegible]	[illegible]	[illegible]	[illegible]	[illegible]	[illegible]	[illegible]	[illegible]	[illegible]	[illegible]	[illegible]	[illegible]	[illegible]	[illegible]	[illegible]
2	[illegible]	[illegible]	[illegible]		[illegible]	[illegible]	[illegible]	[illegible]	[illegible]	[illegible]	[illegible]	[illegible]	No	[illegible]	No	No	No	[illegible]	[illegible]	[illegible]	[illegible]	[illegible]	[illegible]	[illegible]	[illegible]	[illegible]	[illegible]	[illegible]	[illegible]	[illegible]	[illegible]	[illegible]	[illegible]	[illegible]	[illegible]	[illegible]	[illegible]
3	[illegible]	[illegible]	[illegible]		[illegible]	[illegible]	[illegible]	[illegible]	[illegible]	[illegible]	[illegible]	[illegible]	No	[illegible]	No	No	No	[illegible]	[illegible]	[illegible]	[illegible]	[illegible]	[illegible]	[illegible]	[illegible]	[illegible]	[illegible]	[illegible]	[illegible]	[illegible]	[illegible]	[illegible]	[illegible]	[illegible]	[illegible]	[illegible]	[illegible]
4	[illegible]	[illegible]	[illegible]		[illegible]	[illegible]	[illegible]	[illegible]	[illegible]	[illegible]	[illegible]	[illegible]	No	[illegible]	No	No	No	[illegible]	[illegible]	[illegible]	[illegible]	[illegible]	[illegible]	[illegible]	[illegible]	[illegible]	[illegible]	[illegible]	[illegible]	[illegible]	[illegible]	[illegible]	[illegible]	[illegible]	[illegible]	[illegible]	[illegible]
5	[illegible]	[illegible]	[illegible]		[illegible]	[illegible]	[illegible]	[illegible]	[illegible]	[illegible]	[illegible]	[illegible]	No	[illegible]	No	No	No	[illegible]	[illegible]	[illegible]	[illegible]	[illegible]	[illegible]	[illegible]	[illegible]	[illegible]	[illegible]	[illegible]	[illegible]	[illegible]	[illegible]	[illegible]	[illegible]	[illegible]	[illegible]	[illegible]	[illegible]
6	[illegible]	[illegible]	[illegible]		[illegible]	[illegible]	[illegible]	[illegible]	[illegible]	[illegible]	[illegible]	[illegible]	No	[illegible]	[illegible]	No	No	[illegible]	[illegible]	[illegible]	[illegible]	[illegible]	[illegible]	[illegible]	[illegible]	[illegible]	[illegible]	[illegible]	[illegible]	[illegible]	[illegible]	[illegible]	[illegible]	[illegible]	[illegible]	[illegible]	[illegible]
7	[illegible]	[illegible]	[illegible]		[illegible]	[illegible]	[illegible]	[illegible]	[illegible]	[illegible]	[illegible]	[illegible]	No	[illegible]	[illegible]	No	No	[illegible]	[illegible]	[illegible]	[illegible]	[illegible]	[illegible]	[illegible]	[illegible]	[illegible]	[illegible]	[illegible]	[illegible]	[illegible]	[illegible]	[illegible]	[illegible]	[illegible]	[illegible]	[illegible]	[illegible]
8	[illegible]	[illegible]	[illegible]		[illegible]	[illegible]	[illegible]	[illegible]	[illegible]	[illegible]	[illegible]	[illegible]	No	[illegible]	No	No	No	[illegible]	[illegible]	[illegible]	[illegible]	[illegible]	[illegible]	[illegible]	[illegible]	[illegible]	[illegible]	[illegible]	[illegible]	[illegible]	[illegible]	[illegible]	[illegible]	[illegible]	[illegible]	[illegible]	[illegible]
9	[illegible]	[illegible]	[illegible]		[illegible]	[illegible]	[illegible]	[illegible]	[illegible]	[illegible]	[illegible]	[illegible]	No	[illegible]	[illegible]	No	No	[illegible]	[illegible]	[illegible]	[illegible]	[illegible]	[illegible]	[illegible]	[illegible]	[illegible]	[illegible]	[illegible]	[illegible]	[illegible]	[illegible]	[illegible]	[illegible]	[illegible]	[illegible]	[illegible]	[illegible]
10	[illegible]	[illegible]	[illegible]		[illegible]	[illegible]	[illegible]	[illegible]	[illegible]	[illegible]	[illegible]	[illegible]	No	[illegible]	No	No	No	[illegible]	[illegible]	[illegible]	[illegible]	[illegible]	[illegible]	[illegible]	[illegible]	[illegible]	[illegible]	[illegible]	[illegible]	[illegible]	[illegible]	[illegible]	[illegible]	[illegible]	[illegible]	[illegible]	[illegible]
11	[illegible]	[illegible]	[illegible]		[illegible]	[illegible]	[illegible]	[illegible]	[illegible]	[illegible]	[illegible]	[illegible]	No	[illegible]	[illegible]	No	No	[illegible]	[illegible]	[illegible]	[illegible]	[illegible]	[illegible]	[illegible]	[illegible]	[illegible]	[illegible]	[illegible]	[illegible]	[illegible]	[illegible]	[illegible]	[illegible]	[illegible]	[illegible]	[illegible]	[illegible]
12	[illegible]	[illegible]	[illegible]		[illegible]	[illegible]	[illegible]	[illegible]	[illegible]	[illegible]	[illegible]	[illegible]	No	[illegible]	No	No	No	[illegible]	[illegible]	[illegible]	[illegible]	[illegible]	[illegible]	[illegible]	[illegible]	[illegible]	[illegible]	[illegible]	[illegible]	[illegible]	[illegible]	[illegible]	[illegible]	[illegible]	[illegible]	[illegible]	[illegible]
13	[illegible]	[illegible]	[illegible]		[illegible]	[illegible]	[illegible]	[illegible]	[illegible]	[illegible]	[illegible]	[illegible]	No	[illegible]	No	No	No	[illegible]	[illegible]	[illegible]	[illegible]	[illegible]	[illegible]	[illegible]	[illegible]	[illegible]	[illegible]	[illegible]	[illegible]	[illegible]	[illegible]	[illegible]	[illegible]	[illegible]	[illegible]	[illegible]	[illegible]
14	[illegible]	[illegible]	[illegible]		[illegible]	[illegible]	[illegible]	[illegible]	[illegible]	[illegible]	[illegible]	[illegible]	No	[illegible]	No	No	No	[illegible]	[illegible]	[illegible]	[illegible]	[illegible]	[illegible]	[illegible]	[illegible]	[illegible]	[illegible]	[illegible]	[illegible]	[illegible]	[illegible]	[illegible]	[illegible]	[illegible]	[illegible]	[illegible]	[illegible]
15	[illegible]	[illegible]	[illegible]		[illegible]	[illegible]	[illegible]	[illegible]	[illegible]	[illegible]	[illegible]	[illegible]	No	[illegible]	[illegible]	No	No	[illegible]	[illegible]	[illegible]	[illegible]	[illegible]	[illegible]	[illegible]	[illegible]	[illegible]	[illegible]	[illegible]	[illegible]	[illegible]	[illegible]	[illegible]	[illegible]	[illegible]	[illegible]	[illegible]	[illegible]
16	[illegible]	[illegible]	[illegible]		[illegible]	[illegible]	[illegible]	[illegible]	[illegible]	[illegible]	[illegible]	[illegible]	No	[illegible]	No	No	No	[illegible]	[illegible]	[illegible]	[illegible]	[illegible]	[illegible]	[illegible]	[illegible]	[illegible]	[illegible]	[illegible]	[illegible]	[illegible]	[illegible]	[illegible]	[illegible]	[illegible]	[illegible]	[illegible]	[illegible]
17	[illegible]	[illegible]	[illegible]		[illegible]	[illegible]	[illegible]	[illegible]	[illegible]	[illegible]	[illegible]	[illegible]	No	[illegible]	No	No	No	[illegible]	[illegible]	[illegible]	[illegible]	[illegible]	[illegible]	[illegible]	[illegible]	[illegible]	[illegible]	[illegible]	[illegible]	[illegible]	[illegible]	[illegible]	[illegible]	[illegible]	[illegible]	[illegible]	[illegible]
18	[illegible]	[illegible]	[illegible]		[illegible]	[illegible]	[illegible]	[illegible]	[illegible]	[illegible]	[illegible]	[illegible]	No	[illegible]	No	No	No	[illegible]	[illegible]	[illegible]	[illegible]	[illegible]	[illegible]	[illegible]	[illegible]	[illegible]	[illegible]	[illegible]	[illegible]	[illegible]	[illegible]	[illegible]	[illegible]	[illegible]	[illegible]	[illegible]	[illegible]
19	[illegible]	[illegible]	[illegible]		[illegible]	[illegible]	[illegible]	[illegible]	[illegible]	[illegible]	[illegible]	[illegible]	No	[illegible]	[illegible]	No	No	[illegible]	[illegible]	[illegible]	[illegible]	[illegible]	[illegible]	[illegible]	[illegible]	[illegible]	[illegible]	[illegible]	[illegible]	[illegible]	[illegible]	[illegible]	[illegible]	[illegible]	[illegible]	[illegible]	[illegible]
20	[illegible]	[illegible]	[illegible]		[illegible]	[illegible]	[illegible]	[illegible]	[illegible]	[illegible]	[illegible]	[illegible]	No	[illegible]	No	No	No	[illegible]	[illegible]	[illegible]	[illegible]	[illegible]	[illegible]	[illegible]	[illegible]	[illegible]	[illegible]	[illegible]	[illegible]	[illegible]	[illegible]	[illegible]	[illegible]	[illegible]	[illegible]	[illegible]	[illegible]
21	[illegible]	[illegible]	[illegible]		[illegible]	[illegible]	[illegible]	[illegible]	[illegible]	[illegible]	[illegible]	[illegible]	No	[illegible]	No	No	No	[illegible]	[illegible]	[illegible]	[illegible]	[illegible]	[illegible]	[illegible]	[illegible]	[illegible]	[illegible]	[illegible]	[illegible]	[illegible]	[illegible]	[illegible]	[illegible]	[illegible]	[illegible]	[illegible]	[illegible]
22	[illegible]	[illegible]	[illegible]		[illegible]	[illegible]	[illegible]	[illegible]	[illegible]	[illegible]	[illegible]	[illegible]	No	[illegible]	No	No	No	[illegible]	[illegible]	[illegible]	[illegible]	[illegible]	[illegible]	[illegible]	[illegible]	[illegible]	[illegible]	[illegible]	[illegible]	[illegible]	[illegible]	[illegible]	[illegible]	[illegible]	[illegible]	[illegible]	[illegible]

Master Data Sheet for Group -2   Control group (OPCAB/traditional Sternotomy group)

SL	ID	Age (years)	Sex	AF	EF (%)	No of CABG	Total Operation Time (mins)	Length of Incision (cm)	graft	MVT (hours)	ICU stay (hours)	Postop Hospital Stay (days)	New AF	Loss in 1st 24hrs (ml)	RT in 1st 24hrs (ml)	Renal dysfunction	Mortality	Serum Creatinine Preoperative	Serum Creatinine 1st POD	Serum Creatinine 3rd POD	Serum Creatinine 5th POD	Serum Creatinine 7th POD	Blood urea Preoperative	Blood urea 1st POD	Blood urea 3rd POD	Blood urea 5th POD	Blood urea 7th POD	Creatinine Clearance Preoperative	Creatinine Clearance 1st POD	Creatinine Clearance 3rd POD	Creatinine Clearance 5th POD	Creatinine Clearance 7th POD	Urine output Preoperative	Urine output 1st POD	Urine output 3rd POD	Urine output 5th POD	Urine output 7th POD
1	[illegible]	[illegible]	[illegible]		[illegible]	1	[illegible]	[illegible]	3	[illegible]	[illegible]	9	Yes	[illegible]	No	No	No	[illegible]	[illegible]	[illegible]	[illegible]	[illegible]	[illegible]	[illegible]	[illegible]	[illegible]	[illegible]	[illegible]	[illegible]	[illegible]	[illegible]	[illegible]	[illegible]	[illegible]	[illegible]	[illegible]	[illegible]
2	[illegible]	[illegible]	[illegible]		[illegible]	3	[illegible]	[illegible]	1	[illegible]	[illegible]	9	No	[illegible]	No	No	No	[illegible]	[illegible]	[illegible]	[illegible]	[illegible]	[illegible]	[illegible]	[illegible]	[illegible]	[illegible]	[illegible]	[illegible]	[illegible]	[illegible]	[illegible]	[illegible]	[illegible]	[illegible]	[illegible]	[illegible]
3	[illegible]	[illegible]	[illegible]		[illegible]	1	[illegible]	[illegible]	3	[illegible]	[illegible]	9	No	[illegible]	No	No	No	[illegible]	[illegible]	[illegible]	[illegible]	[illegible]	[illegible]	[illegible]	[illegible]	[illegible]	[illegible]	[illegible]	[illegible]	[illegible]	[illegible]	[illegible]	[illegible]	[illegible]	[illegible]	[illegible]	[illegible]
4	[illegible]	[illegible]	[illegible]		[illegible]	2	[illegible]	[illegible]	3	[illegible]	[illegible]	9	No	[illegible]	[illegible]	No	No	[illegible]	[illegible]	[illegible]	[illegible]	[illegible]	[illegible]	[illegible]	[illegible]	[illegible]	[illegible]	[illegible]	[illegible]	[illegible]	[illegible]	[illegible]	[illegible]	[illegible]	[illegible]	[illegible]	[illegible]
5	[illegible]	[illegible]	[illegible]		[illegible]	1	[illegible]	[illegible]	3	[illegible]	[illegible]	10	No	[illegible]	No	No	No	[illegible]	[illegible]	[illegible]	[illegible]	[illegible]	[illegible]	[illegible]	[illegible]	[illegible]	[illegible]	[illegible]	[illegible]	[illegible]	[illegible]	[illegible]	[illegible]	[illegible]	[illegible]	[illegible]	[illegible]
6	[illegible]	[illegible]	[illegible]		[illegible]	2	[illegible]	[illegible]	2	[illegible]	[illegible]	11	No	[illegible]	[illegible]	No	No	[illegible]	[illegible]	[illegible]	[illegible]	[illegible]	[illegible]	[illegible]	[illegible]	[illegible]	[illegible]	[illegible]	[illegible]	[illegible]	[illegible]	[illegible]	[illegible]	[illegible]	[illegible]	[illegible]	[illegible]
7	[illegible]	[illegible]	[illegible]		[illegible]	3	[illegible]	[illegible]	3	[illegible]	[illegible]	10	No	[illegible]	[illegible]	No	No	[illegible]	[illegible]	[illegible]	[illegible]	[illegible]	[illegible]	[illegible]	[illegible]	[illegible]	[illegible]	[illegible]	[illegible]	[illegible]	[illegible]	[illegible]	[illegible]	[illegible]	[illegible]	[illegible]	[illegible]
8	[illegible]	[illegible]	[illegible]		[illegible]	3	[illegible]	[illegible]	3	[illegible]	[illegible]	8	Yes	[illegible]	No	No	No	[illegible]	[illegible]	[illegible]	[illegible]	[illegible]	[illegible]	[illegible]	[illegible]	[illegible]	[illegible]	[illegible]	[illegible]	[illegible]	[illegible]	[illegible]	[illegible]	[illegible]	[illegible]	[illegible]	[illegible]
9	[illegible]	[illegible]	[illegible]		[illegible]	2	[illegible]	[illegible]	3	[illegible]	[illegible]	8	No	[illegible]	No	No	No	[illegible]	[illegible]	[illegible]	[illegible]	[illegible]	[illegible]	[illegible]	[illegible]	[illegible]	[illegible]	[illegible]	[illegible]	[illegible]	[illegible]	[illegible]	[illegible]	[illegible]	[illegible]	[illegible]	[illegible]
10	[illegible]	[illegible]	[illegible]		[illegible]	1	[illegible]	[illegible]	2	[illegible]	[illegible]	8	No	[illegible]	No	No	No	[illegible]	[illegible]	[illegible]	[illegible]	[illegible]	[illegible]	[illegible]	[illegible]	[illegible]	[illegible]	[illegible]	[illegible]	[illegible]	[illegible]	[illegible]	[illegible]	[illegible]	[illegible]	[illegible]	[illegible]
11	[illegible]	[illegible]	[illegible]		[illegible]	3	[illegible]	[illegible]	3	[illegible]	[illegible]	10	No	[illegible]	No	No	No	[illegible]	[illegible]	[illegible]	[illegible]	[illegible]	[illegible]	[illegible]	[illegible]	[illegible]	[illegible]	[illegible]	[illegible]	[illegible]	[illegible]	[illegible]	[illegible]	[illegible]	[illegible]	[illegible]	[illegible]
12	[illegible]	[illegible]	[illegible]		[illegible]	1	[illegible]	[illegible]	3	[illegible]	[illegible]	10	No	[illegible]	[illegible]	No	No	[illegible]	[illegible]	[illegible]	[illegible]	[illegible]	[illegible]	[illegible]	[illegible]	[illegible]	[illegible]	[illegible]	[illegible]	[illegible]	[illegible]	[illegible]	[illegible]	[illegible]	[illegible]	[illegible]	[illegible]
13	[illegible]	[illegible]	[illegible]		[illegible]	1	[illegible]	[illegible]	3	[illegible]	[illegible]	12	No	[illegible]	[illegible]	No	No	[illegible]	[illegible]	[illegible]	[illegible]	[illegible]	[illegible]	[illegible]	[illegible]	[illegible]	[illegible]	[illegible]	[illegible]	[illegible]	[illegible]	[illegible]	[illegible]	[illegible]	[illegible]	[illegible]	[illegible]
14	[illegible]	[illegible]	[illegible]		[illegible]	1	[illegible]	[illegible]	3	[illegible]	[illegible]	10	No	[illegible]	No	No	No	[illegible]	[illegible]	[illegible]	[illegible]	[illegible]	[illegible]	[illegible]	[illegible]	[illegible]	[illegible]	[illegible]	[illegible]	[illegible]	[illegible]	[illegible]	[illegible]	[illegible]	[illegible]	[illegible]	[illegible]
15	[illegible]	[illegible]	[illegible]		[illegible]	1	[illegible]	[illegible]	3	[illegible]	[illegible]	9	Yes	[illegible]	[illegible]	No	No	[illegible]	[illegible]	[illegible]	[illegible]	[illegible]	[illegible]	[illegible]	[illegible]	[illegible]	[illegible]	[illegible]	[illegible]	[illegible]	[illegible]	[illegible]	[illegible]	[illegible]	[illegible]	[illegible]	[illegible]
16	[illegible]	[illegible]	[illegible]		[illegible]	1	[illegible]	[illegible]	3	[illegible]	[illegible]	9	No	[illegible]	No	No	No	[illegible]	[illegible]	[illegible]	[illegible]	[illegible]	[illegible]	[illegible]	[illegible]	[illegible]	[illegible]	[illegible]	[illegible]	[illegible]	[illegible]	[illegible]	[illegible]	[illegible]	[illegible]	[illegible]	[illegible]
17	[illegible]	[illegible]	[illegible]		[illegible]	2	[illegible]	[illegible]	3	[illegible]	[illegible]	8	No	[illegible]	[illegible]	No	No	[illegible]	[illegible]	[illegible]	[illegible]	[illegible]	[illegible]	[illegible]	[illegible]	[illegible]	[illegible]	[illegible]	[illegible]	[illegible]	[illegible]	[illegible]	[illegible]	[illegible]	[illegible]	[illegible]	[illegible]
18	[illegible]	[illegible]	[illegible]		[illegible]	1	[illegible]	[illegible]	1	[illegible]	[illegible]	7	No	[illegible]	No	No	No	[illegible]	[illegible]	[illegible]	[illegible]	[illegible]	[illegible]	[illegible]	[illegible]	[illegible]	[illegible]	[illegible]	[illegible]	[illegible]	[illegible]	[illegible]	[illegible]	[illegible]	[illegible]	[illegible]	[illegible]
19	[illegible]	[illegible]	[illegible]		[illegible]	1	[illegible]	[illegible]	1	[illegible]	[illegible]	7	No	[illegible]	[illegible]	No	No	[illegible]	[illegible]	[illegible]	[illegible]	[illegible]	[illegible]	[illegible]	[illegible]	[illegible]	[illegible]	[illegible]	[illegible]	[illegible]	[illegible]	[illegible]	[illegible]	[illegible]	[illegible]	[illegible]	[illegible]
20	[illegible]	[illegible]	[illegible]		[illegible]	1	[illegible]	[illegible]	1	[illegible]	[illegible]	9	Yes	[illegible]	No	No	No	[illegible]	[illegible]	[illegible]	[illegible]	[illegible]	[illegible]	[illegible]	[illegible]	[illegible]	[illegible]	[illegible]	[illegible]	[illegible]	[illegible]	[illegible]	[illegible]	[illegible]	[illegible]	[illegible]	[illegible]
21	[illegible]	[illegible]	[illegible]		[illegible]	1	[illegible]	[illegible]	3	[illegible]	[illegible]	7	No	[illegible]	[illegible]	No	No	[illegible]	[illegible]	[illegible]	[illegible]	[illegible]	[illegible]	[illegible]	[illegible]	[illegible]	[illegible]	[illegible]	[illegible]	[illegible]	[illegible]	[illegible]	[illegible]	[illegible]	[illegible]	[illegible]	[illegible]
22	[illegible]	[illegible]	[illegible]		[illegible]	1	[illegible]	[illegible]	3	[illegible]	[illegible]	7	No	[illegible]	[illegible]	No	No	[illegible]	[illegible]	[illegible]	[illegible]	[illegible]	[illegible]	[illegible]	[illegible]	[illegible]	[illegible]	[illegible]	[illegible]	[illegible]	[illegible]	[illegible]	[illegible]	[illegible]	[illegible]	[illegible]	[illegible]

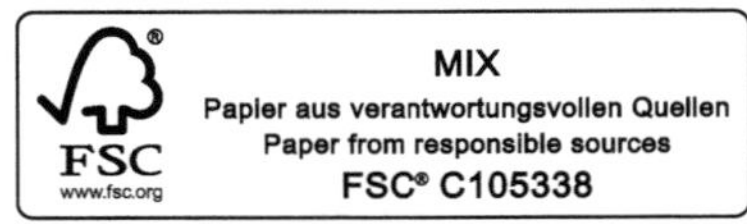

Printed by Books on Demand GmbH, Norderstedt / Germany